DE

LA FIÈVRE TYPHOIDE

A FORME RÉNALE

PAR

Paul DIDION

Docteur en médecine de la Faculté de Paris,
Interne des hopitaux.

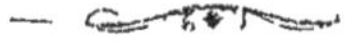

PARIS

A. DELAHAYE ET E. LECROSNIER, LIBRAIRES-ÉDITEURS

Place de l'Ecole de-Médecine

1883

DE

LA FIÈVRE TYPHOIDE

A FORME RÉNALE

PAR

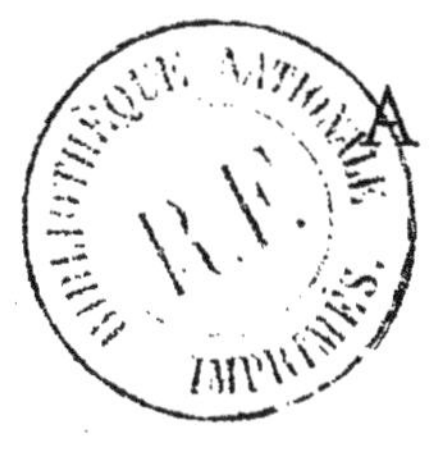

Paul DIDION

Docteur en médecine de la Faculté de Paris,
Interne des hôpitaux.

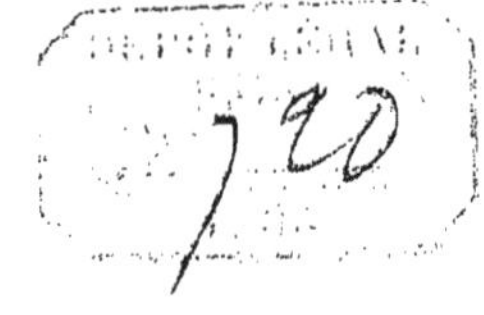

PARIS

A. DELAHAYE ET E. LECROSNIER, LIBRAIRES-ÉDITEURS

Place de l'Ecole-de-Médecine

1883

DE LA FIÈVRE TYPHOÏDE

A FORME RÉNALE

INTRODUCTION.

Il y a peu d'affections sur lesquelles on ait plus écrit,
plus discuté que la fièvre typhoïde et cependant, malgré
les immortels travaux de Louis, Chomel, Cruveilhier,
Grisolle, Trousseau, Griesinger, Murchison et de tant
d'autres non moins illustres, il y a encore des phénomènes incompris, des symptômes incomplètement étudiés.

Il n'y a du reste là rien qui puisse étonner le clinicien
qui connaît les formes si multiples et si variées que peut
revêtir la fièvre typhoïde. Si la marche de cette affection
dépend essentiellement de l'évolution des lésions anatomiques, ses compagnes indispensables, combien n'est-
elle pas influencée par le poison typhique, quelle que soit
sa nature, miasme ou microbe ? De combien de manières
différentes n'évolue-t-elle pas suivant les âges et suivant
les individus ?

Enfin et surtout combien cette marche n'est-elle pas modifiée par le développement d'une de ces complications si nombreuses et si redoutables qui forment à la fièvre typhoïde un cortège si long et si funèbre?

Parmi les organes affectés, les uns le sont donc d'une manière presque constante, comme l'intestin, la rate, le système lymphatique; d'autres le sont moins habituellement et avec moins d'intensité, mais, lorsqu'ils sont pris, la marche des lésions prend des formes spéciales: tels sont les systèmes pulmonaire, cérébro-spinal, cardiaque et rénal.

Parmi toutes ces formes, une des moins étudiées peut-être est la forme rénale ; non que le sujet soit absolument neuf, encore est-il loin d'être épuisé, et il nous a paru présenter encore assez d'intérêt pour résumer l'état actuel de la science sur ce point et y apporter le contingent de deux observations très complètes recueillies sous la direction de M. Hutinel, alors notre chef de service, à qui nous témoignons ici toute notre gratitude pour les précieux enseignements qu'ils nous a donnés.

Que notre excellent collègue et ami Siredey, chef du laboratoire d'histologie de Clamart, à qui nous avons confié l'examen microscopique de nos pièces anatomiques, reçoive nos bien vifs remerciements pour le soin et le talent qu'il a montrés dans ces recherches.

CHAPITRE I.

Dans ce chapitre, nous nous proposons de rappeler les principaux travaux où se trouvent mentionnés et étudiés les faits d'albuminurie dans la fièvre typhoïde.

Le premier fait d'albuminurie constaté dans le cours d'une fièvre typhoïde remonte à 1831. Grégory le publia dans les Archives de médecine (juillet 1832). L'albumine existait en quantité considérable dans les urines ; et à la mort, survenue assez rapidement, on ne trouva qu'une congestion énorme des deux reins.

En 1840, Rayer publie dans son Traité des maladies du rein cinq observations avec autopsie à l'appui, et il décrit la néphrite typhoïde, double, quelquefois accompagnée de pyélite.

Vient ensuite une longue série d'observateurs, qui se contentèrent de mentionner l'albuminurie dans la fièvre typhoïde, sans y attacher une grande importance, la considérant comme un accident, et négligeant la lésion rénale. Nous citerons seulement les plus connus, Christison, Martin Solon, Becquerel, Frerichs, Finger, Vogel, Trotter, Andral, Virchow, Leudet, Kerchensteiner, Abeille, Vogel, Trousseau, Murchison, Jaccoud, Gubler.

Mais déjà ces derniers auteurs avaient relevé un grand nombre de faits, où, l'albuminurie ayant été constatée pendant la vie, ils avaient trouvé à l'autopsie des lésions rénales manifestes et qui ne pouvaient être méconnues.

En 1874, à l'occasion d'une observation rapportée par M. A. Robin dans son mémoire sur le jaborandi, Gubler émit l'idée de la possibilité d'une forme rénale. Dans sa thèse inaugurale, intitulée : Essai d'urologie clinique, fièvre typhoïde, M Albert Robin décrit pour la première fois cette forme rénale, et étudie surtout les caractères urologiques qui la caractérisent.

M. le professeur Hardy, à l'occasion de deux cas observés dans son service en 1877, prit comme sujet de deux leçons cliniques : la forme rénale, et admit l'existence de cette forme particulière au même titre que les formes classiques, thoracique, etc. Ces observations publiées dans l'Union médicale furent reproduites par le Dr Amat, élève de M. Hardy, dans sa thèse sur la forme rénale de la fièvre typhoïde.

Les travaux se multipliaient, et le microscope permettant une étude plus approfondie de la lésion rénale, nous trouvons un grand nombre de faits publiés dans cette période de temps. Les recherches portèrent alors sur la pathogénie et, parmi les derniers auteurs qui s'occupèrent de la question, Legroux et Hanot, Renaut (de Lyon) et son élève le Dr Petit, il faut mentionner spécialement le professeur Bouchard, qui fit au Congrès de Londres une communication intéressante sur les néphrites infectieuses.

Nous aurons plusieurs fois occasion de citer M. Bouchard et ses recherches sur les caractères des précipités albumineux, variables suivant que l'albuminurie est sous la dépendance d'une néphrite ou d'un état dyscrasique.

Ce que les auteurs que nous avons mentionnés nous ont paru avoir négligé, c'est le moment de l'apparition de l'albumine, indiquant, si elle se montre au début, que le processus typhique se fait d'emblée sentir sur le rein ; si elle survient tardivement au contraire, que la néphrite se développe à titre de complication tardive de la fièvre typhoïde, dans les deux cas, du reste, nous serons amenés à reconnaître sa gravité : c'est du premier surtout que nous nous occuperons.

CHAPITRE II.

DE L'ALBUMINURIE CHEZ LES TYPHIQUES.

Les nombreux auteurs que nous avons signalés dans le chapitre historique ont tous vu la relation intime existant entre la lésion rénale et l'affection générale ; nous allons rechercher, d'après les documents qu'ils ont laissés, la fréquence de l'albuminurie, les moyens de la reconnaître ; et enfin nous étudierons les caractères spéciaux qu'elle présente, et qui ont été si bien mis en lumière par les travaux de M. Bouchard.

L'albuminurie est-elle fréquente dans la fièvre typhoïde ? A quelle époque de la maladie fait-elle le plus souvent son apparition ? Voilà deux questions auxquelles nous allons répondre.

Bien des auteurs ont recherché la fréquence de ce phénomène ; mais si nous comparons entre eux leurs résul-
sultats, nous trouvons des différences vraiment éton-
nantes.

Andral n'a constaté qu'un peu d'albumine dans un
seul cas sur 34 malades observés : c'est du reste la proportion la plus minime (3 p. 0/0).

Abeille l'a mentionnée dans 1/8 des cas; son apparition
a varié du 8ᵉ au 24ᵉ jour (12 0/0).

Becquerel ne l'a vue que 8 fois sur 38 cas; elle ne s'est
montrée qu'au début dans 36 des cas : dans deux cas
mortels, elle a persisté jusqu'à la fin (23 0/0).

Smoler l'a vue 24 fois sur 100.

Pfeuffer dans un quart des cas (25 0/0).

Murchison, dans son traité de la fièvre typhoïde de 1878,
a relevé dans différents auteurs 549 cas de fièvre typhoïde,
il a trouvé la présence de l'albuminurie mentionnée 157
fois (28 0/0). De plus, en éxaminant chaque jour les urines
de 25 de ses malades, il n'a pu trouver l'albumine que 5
fois et jamais dans les deux premiers septénaires, (20 0/0).

Finger l'a mentionnée 29 fois sur 88 cas (32 0/0) ;

Parkes, 7 fois sur 21 (33 0/0) ;

Braümler, 28 fois sur 72 (39 0/0 ;

Brattler, 9 fois sur 23 (39 0/0) ;

Martin-Solon, 21 fois sur 54 (40 0/0) ;

Griesinger l'a trouvée dans un tiers des cas.

Trotter, en 1854, avait déjà signalé l'albuminurie 20 fois
sur 20 malades.

On voit combien peu les auteurs sont d'accord sur la
fréquence de ce phénomène ; à quoi faut-il attribuer ces

différences ? Peut-être à l'imperfection des procédés employés.

Gubler et A. Robin, étudiant sur une longue série de
typhiques les caractères des urines, ont trouvé presque
toujours l'albumine, en quantité variable, il est vrai.

Dans son article Albuminurie du Dict. des sciences
médicales, Gubler la considère comme un des phénomènes les plus constants de la fièvre typhoïde ; sur plusieurs centaines de cas examinés dans l'espace de quinze
ans, elle n'a jamais manqué à un moment donné : ce si-
gne constant, plus constant même que la présence de
l'indican, qui lui a fait défaut une fois, est pour lui d'une
grande importance ; car si dans quelques cas, survenant
à une période où le diagnostic n'a plus besoin que d'être
confirmé, dans d'autres occasions où l'hésitation était
permise entre un embarras gastrique fébrile et la dothiénentérie, la présence de l'albumine et de la teinte
indigo lèvera tous les doutes.

L'albuminurie se montre généralement dans le cours
du second septénaire : c'est pourquoi l'examen des urines doit être fait plusieurs fois si dès le début de la maladie on n'a pas trouvé d'albumine. Sur une quarantaine
de cas, observés dans notre année d'internat à la Pitié,
pendant l'épidémie de 1882, cas généralement bénins,
nous ne l'avons vu manquer absolument que deux fois,
sur deux malades très légèrement atteints. Nous pouvons donc dire que l'albuminurie est un symptôme presque constant, mais il ne suffit pas de constater la présence de l'albumine dans l'urine, nous devons rechercher
si, par l'aspect du précipité obtenu, par son abondance,

par l'époque où elle apparaît, nous pouvons tirer quelque conclusion au point de vue du pronostic ou de la lésion rénale : en un mot l'albuminurie est-elle due simplement à une congestion rénale ou est-elle liée à une néphrite?

Pour constater l'albumine, nous avons différents procédés : variaut depuis les procédés les plus compliqués de laboratoire, qui décèlent les traces les plus minimes d'albumine, jusqu'aux plus grossiers ; ils ne sont vraiment utiles que lorsqu'on peut, en raison de la simplicité des manipulations, les employer au lit du malade. Rappelons-les brièvement. 1° Le procédé du verre, le plus simple, qui consiste à verser de l'acide azotique le long des parois d'un verre conique ; on obtient un précipité d'albumine plus ou moins haut, juste au-dessus de la zone colorée, en même temps qu'un diaphragme d'acide urique dans une région plus élevée. 2° La chaleur : le liquide à examiner est introduit dans un tube à essai, et additionné de quelques gouttes d'acide acétique. 3° Le réactif acéto-picrique du Dr Esbach, employé pour la recherche et le dosage de l'albumine : c'est un procédé simple, qui permet de faire le dosage dans les 24 heures, et qui donne, d'après l'auteur, des résultats analogues à ceux du dosage le plus parfait.

Ne pouvons-nous rien tirer de plus de cet examen des urines? D'après le moment où apparaît l'albumine, d'après son abondance, pouvons-nous conclure à l'existence d'une lésion rénale ou d'une simple congestion?

Semmola, dans une communication à l'Académie de médecine en 1867, affirme qu'il est possible d'après l'examen de la quantité d'albumine d'une urine, de différencier l'albumine brigthique d'une albuminurie passagère. Ces caractères différentiels porteraient sur le degré de coagulation, de solubilité, sur l'action des acides, des bases, de certains sels, mais toutes ces manipulations sont difficiles, et les résultats trop délicats pour venir efficacement en aide à la clinique.

D'après Icery, une albumine passagère se comporte différemment vis-à-vis d'une solution d'oxyde de cuivre dans la potasse, et ne donne pas à froid une coloration violette, à l'ébullition un précipité noir de sulfure de cuivre, qui se montrent avec l'albumine provenant de reins altérés.

Par quel procédé pratique allons-nous donc pouvoir reconnaître qu'une albumine vient d'un rein altéré ou qu'elle est simplement pyrétique, qu'on a affaire à un état dyscrasique du sang, à une congestion rénale, pouvant aller jusqu'à la néphrite catarrhale des tubes de Bellini, analogue à l'albuminurie de la pneumonie, de la variole ?

M. Bouchard, le premier, a eu l'honneur d'indiquer un procédé pratique pour différencier l'albuminurie brigthique de celle qui est liée à un simple trouble circulatoire. Voici le procédé qu'il recommande : on chauffe jusqu'à ébullition une urine dans laquelle on a reconnu a présence de l'albumine par l'acide nitrique ou l'acide picrique. Deux cas peuvent se présenter : tantôt il se forme des flocons qui se rétractent, chassant l'eau qu'ils contiennent et venant par le repos se collecter au fond du tube à expérience ; tous ne sont pas de même grosseur.

et varient dépuis la fine granulation qu'on ne distingue qu'à un vif éclairage, jusqu'aux flocons volumineux qui gagnent rapidement le fond: c'est l'albuminurie massive, le précipité caillebotté. Tantôt au contraire le précipité reste en suspension, sans trace de granulations, le liquide est opalescent. Dans des cas plus rares, on obtient à la fois les albumines rétractile et non rétractile, une partie du précipité gagnant le fond du tube, tandis qu'au niveau du liquide chauffé, un certain trouble persiste, l'urine ne prenant pas par le repos la transparence parfaite.

A l'époque de ses premières recherches, M. Bouchard trouvait l'albumine rétractile dans les variétés du mal de Brigt (néphrite parenchymateuse à frigore, néphrite interstitielle) chaque fois que l'albumine du sérum a passé à travers une glande quelconque ; l'albumine non rétractile se trouve dans un certain nombre d'albuminuries par intoxication : saturnisme, hydrargyrisme, érysipèle, pneumonie, fièvre typhoïde ; ce seraient des matières albuminoïdes incomplètement comburées qui traversent le filtre rénal à l'état de matières colloïdes au lieu et avant de se transformer en urée, etc.

Depuis lors, M. Bouchard a communiqué à la Société de biologie le résultat de nouvelles recherches, et il considère l'albuminurie rétractile chez les typhoïques comme liée étroitement à la présence dans le sang et les urines d'un parasite spécial.

Dans tous les cas de coagulum rétractile, alors même qu'il ne l'avait pas été dans les premiers jours et que

l'albumine disparaissait ensuite, il a trouvé des bactéries dans l'urine de ses typhiques. On les retrouvait encore dans d'autres humeurs de l'économie, dans le liquide recueilli dans des pustules d'ecthyma, développées
en nombre considérable chez un de ses malades. Les
précautions les plus minutieuses doivent être prises ;
l'urine est recueillie au moyen d'une sonde lavée à l'eau
phéniquée et flambée ; les organes génitaux sont de
même parfaitement lavés ; et on examine immédiatement
une goutte de cette urine.

Toutes les fois que le précipité caillebotté avait été
obtenu, on a trouvé des germes spéciaux : des végétaux,
des schyzomicètes, de forme allongée, ellipsoïde, à
étranglement central. Elles diffèrent des bactéries des
autres néphrites parasitaires, et se retrouvent dans le
sang de tous les typhoïques.

M. Bouchard, poursuivant ses recherches sur 65 malades atteints de dothiénentérie, a trouvé dans 44 cas
absence complète d'albumine ; sur les 21 autres où l'albumine était rétractile, l'urine renfermait des bactéries
tant que l'albuminurie existait ; on ne les retrouvait plus
dès que l'albumine disparaissait.

Sur ces 21 typhiques, 9 sont morts et, à l'autopsie, on
a constaté l'existence constante de bactéries bacillaires
dans le tissu rénal, avec les lésions épithéliales propres
aux néphrites transitoires.

La néphrite typhoïde serait donc le résultat de l'action nocive des bactéries sur le rein ; en effet, c'est un
corps étranger qui tend à s'éliminer ; ces germes en raison de leurs dimensions minimes (1 μ) traversent les épi-

théliums du rein (on peut les constater à l'autopsie dans les canalicules) et se retrouvent dans l'urine. Parfois ils s'éliminent par la peau et produisent des poussées de furoncles, d'abcès, d'ecthyma.

Hanot a signalé (Gazette hebdomadaire, 1881) deux faits analogues, où la disparition de l'albumine se fit au moyen d'une éruption de pustules d'ecthyma, dont le liquide contenait de nombreuses bactéries.

Autres caractères tirés de l'examen des urines.

C'est surtout aux derniers travaux de M. A. Robin qu'on doit d'être édifié sur la fièvre typhoïde, sur les modifications que subissent les éléments qui s'y trouvent à l'état normal, et sur l'apparition de certains autres, tels que l'indican.

Etudiant la plupart des principes constituants des urines, recherchant les variations cliniques, cet auteur est arrivé à constituer des groupes, correspondant aux différentes formes et périodes de la maladie et qu'il désigne sous le nom de syndrome urologique. La forme rénale, elle aussi, a son syndrome, net et parfaitement tranché, basé sur la couleur, la densité, les matériaux solides, etc., de l'urine. Peut-être même pourrait-on, d'après le syndrome seul, affirmer l'existence d'une forme rénale.

La coloration est analogue à celle du bouillon de bœuf, c'est-à-dire jaune sale brunâtre, sans réfringence, à reflets rougeâtres ou verdâtres ; plus tard elle passe aux nuances plus foncées, jaune ocreux, jaune rouge, jaune hémaphéique ; enfin, elle aboutit à la coloration qu'elle présente dans la néphrite parenchymateuse ; elle devient brightique. Parfois, cette coloration existe dès le début.

La quantité est en général diminuée : 1,024 cc. relativement à l'état normal ; la densité est de 1,022 ; elle renferme 51 gr. de matériaux solides.

A la période de défervescence, la quantité augmente : 1,125 cc. ; la densité diminue, 1,019 ; les principes solides augmentent de 1 à 2 gr.

Pendant la convalescence, les urines augmentent généralement beaucoup : en moyenne 1,650 gr.

L'odeur est fade, rappelant en général celle du pain bouilli.

Les sédiments sont constants : par ordre de fréquence, ce sont des globules rouges ou de l'hémoglobine provenant de globules altérés, des globules blancs, des cylindres.

Le sang se présente ordinairement sous forme de globules rouges, plus ou moins altérés, qui contribuent à donner la teinte rougeâtre à l'urine en se mélangeant aux autres sédiments. L'hémoglobine dissoute existe aussi indépendamment des globules rouges.

Le pus révélé par la présence des globules blancs, souvent en grande quantité, coïncide avec l'existence des cylindres et du sang.

Les cylindres sont ordinairement granulo-graisseux à un très haut degré; ils contiennent des globules sanguins et des masses pigmentaires. Ils sont presque caractéristiques de la forme rénale s'ils sont accompagnés

Didion.   2

de pus, de sang, d'une forte proportion d'albumine, s'ils sont de plus en assez grande quantité pour former une portion notable des sédiments. (A. Robin.)

L'urée subit à la période d'état une légère diminution sur la quantité normale pour s'abaisser de près de 1/5 à la période de défervescence.

L'acide urique toujours plus ou moins augmenté surtout dans la période d'augmentation diminue aux approches de la mort. L'augmentation peut aller au double et au triple de la quantité normale.

Tous ces caractères se trouvent mentionnés dans bon nombre d'observations publiées par les auteurs Greenhow (British Jour. med. 1880) a trouvé les urines d'un rouge foncé, contenant du sang, de l'albumine, des corpuscules de sang nombreux, des caillots et des cylindres épithéliaux.

Puitg signale la présence d'urines sanguinolentes. Papillon parle de globules sanguins et de cylindres granuleux dans les sédiments.

Griesinger dit que, quand dans la fièvre typhoïde il y a élimination d'épithélium dans les urines, on a affaire à une néphrite des tubuli des papilles; quand il y a des cylindres pâles, ils proviennent d'une néphrite diffuse; il signale aussi la présence et la gravité du sang dans les urines.

Peter dans la clinique de Trousseau sur la fièvre typhoïde recommande de chercher avec soin si les urines ne sont pas fortement albumineuses et surtout si elles ne contiennent pas un certain nombre de cylindres hyalins.

Liebermeister dit que dans des cas exceptionnels on trouve comme conséquence de la fièvre typhoïde un mal de Bright aigu; l'urine devient alors fortement albumineuse. Elle renferme aussi d'habitude du sang mélangé ; dans les sédiments, on trouve des cylindres, de l'épithélium, des granulations.

Legroux et Hanot, dans leurs observations, signalent dans les sédiments urinaires des tubes ou des fragments de tubes remplis de granulations; dans quelques-uns de ces tubes on retrouve encore des cellules épithéliales à contours plus ou moins nets, remplies des mêmes granulations, des cylindres hyalins, des granulations graisseuses libres.

Le professeur Renaut a trouvé chez le malade qui a fait le sujet de sa communication :

1. Des cylindres colloïdes, cassants, translucides.

2. Des cylindres muqueux, pâles, ou semés de granulations ambrées, ne se colorant pas comme les précédents par le carmin.

3. Des cylindres formés du revêtement épithélial caractéristique des tubes excréteurs, à cellules polyédriques, dont le noyau se teint vivement, ces cylindres répondant à une desquamation catarrhale de ces tubes.

4. Des cylindres granuleux, que l'acide osmique teint en jaune brun et qui résultent de la destruction des épithéliums striés des tubes de Ferrein, à la suite de la tuméfaction trouble ou désintégration moléculaire simple.

5. Des cellules libres répondant toutes à l'épithélium des tubes excréteurs.

Nous-même avons retrouvé dans l'urine de nos malades ces globules sanguins, les cylindres granulo-graisseux, et les cellules libres provenant de la desquamation des tubes excréteurs.

Signalons enfin la présence dans l'urine des bactéries signalées et étudiées par M. Bouchard, et dont la disparition coïncidait avec celle de l'albuminurie.

CHAPITRE III.

ANATOMIE PATHOLOGIQUE.

Si nous voulions étudier tous les organes intéressés dans la fièvre typhoïde à forme rénale, il nous faudrait faire l'anatomie pathologique de la dothiénentérie tout entière, car nous retrouvons dans cette forme l'ulcération intestinale, à tous ses degrés, l'inflammation des ganglions mésentériques, la congestion pulmonaire, etc.

Ces altérations ne présentant absolument rien de spécial, nous n'avons pas à nous en occuper, et nous passerons de suite à l'étude du rein.

Les auteurs anciens, qui ne connaissaient guère que les caractères macroscopiques, ne pouvaient, comme Rayer l'a fait dans cinq observations de néphrites typhoïdes, que signaler la congestion intense de l'organe et l'inflammation suppurative déterminant de petits abcès dans le parenchyme rénal.

Les auteurs modernes, s'aidant du microscope, ont pu

depuis lors déterminer les lésions qu'ils observaient, mais leurs opinions sont différentes.

Pierret et Rosenstein admettent surtout un état catarrhal des tubes de Bellini et des rayons médullaires. D'autres auteurs ont signalé la dégénération granuleuse de l'épithélium strié du labyrinthe rénal et l'attribuent à une stéatose, c'est-à-dire à une dégénérescence graisseuse s'opérant en masse. Pour Klebs, la lésion rénale dans les fièvres débuterait par les glomérules.

Nous allons d'abord faire l'examen de l'organe à l'œil nu, puis nous verrons quelles sont les lésions que l'on observe au microscope.

Le rein est ordinairement augmenté de volume, sa capsule se détache facilement; si on pratique une coupe longitudinale, on remarque de suite des différences très grandes entre la substance corticale et la substance médullaire.

Les pyramides tranchent sur l'écorce, par leur coloration violette, foncée, presque noire, tandis que la substance médullaire est pâle, de couleur feuille morte souvent, et le raclage y donne lieu à un écoulement de sang insignifiant ; sur les pyramides, au contraire, il s'écoule en abondance.

La surface des bassinets est souvent congestionnée et le siège d'arborisations veineuses dessinant le réseau vasculaire.

Nous n'avons retrouvé dans aucun cas les petits abcès signalés par Rayer dans le parenchyme rénal.

Nous allons étudier maintenant les résultats fournis par l'examen histologique des reins de quatre malades qui ont succombé dans le cours d'une fièvre typhoïde, après avoir présenté tous les signes d'une néphrite ; nous les comparerons à ceux que M. le professeur Renaut a publiés dans les Archives de physiologie, et nous établirons la nature de la néphrite typhoïde.

Premier malade, mort d'une fièvre typhoïde au quinzième jour (service de M. Audhoui à la Pitié) : albuminurie abondante, congestion très intense, appréciable à l'œil nu. Légère adhérence de la capsule.

Examen histologique (préparations nombreuses à l'acide osmique, après durcissement par les procédés ordinaires).

Lésions très avancées : les tubes sont le siège d'une desquamation à peu près complète. Quelques-uns renferment des boules constituées par de petites masses granulo-graisseuses.

Les lésions sont surtout accentuées dans les tubes contournés ; les branches descendantes des anses de Henle restent saines. Sur les tubes droits et sur les tubes contournés qui conservent encore leur épithélium, les cellules ont subi en grande partie la dégénérescence granulo-graisseuse, qui se voit très nettement par les préparations à l'acide osmique. Les espaces qui séparent les tubes sont agrandis, remplis de cellules embryonnaires, sans que l'on rencontre nulle part de petits abcès.

Les vaisseaux sanguins sont distendus et remplis de globules rouges, mais leur injection est irrégulière ; à côté de points anémiés, se trouvent d'autres points où la distension fait penser à de petits foyers hémorrhagiques.

Les parois des artérioles sont légèrement épaissies et infiltrées de noyaux.

Les capsules de Bowman sont également épaissies et, sur quelques points, on distingue un exsudat fibrineux entre la capsule et le glomérule.

En résumé : lésions mixtes, congestion intense, irrégulière ; prédominance de néphrite épithéliale avec un léger degré de néphrite interstitielle.

Deuxième malade, mort au dix-septième jour d'une fièvre typhoïde (service de M. le professeur Lasègue; interne, M. Charrin) ; albuminurie abondante.

Altérations cadavériques très prononcées ne permettant pas d'étudier les lésions épithéliales.

On distingue une prolifération très remarquable du tissu conjonctif intertubulaire. Sur plusieurs points où l'épithélium a disparu, on rencontre une gangue conjonctive remplie de cellules embryonnaires et présentant, çà et là, les orifices des tubes.

En somme, lésions interstitielles nettes. Impossibilité d'étudier les lésions épithéliales.

Troisième : fièvre typhoïde ; forme hyperthermique ; albuminurie ; accidents ataxo-adynamiques ; mort au vingtième jour (service de M. Brouardel; interne, M. Siredey).

Même à un faible grossissement, on voit que les tubes du rein sont séparés, dissociés par une prolifération conjonctive très accentuée ; les lésions épithéliales sont au contraire très peu marquées. Desquamation des tubes contournés.

Boules protéiques dans l'intérieur de ces tubes. Mais

les tubes de Henle et les tubes droits ne présentent pas
d'altérations nettes ; leurs cellules demeurent régulières,
et leurs noyaux sont franchement colorés ; au contraire,
les cellules des tubes contournés sont troubles, granuleuses et se détachent sur un grand nombre de points.

Congestion peu prononcée ; léger épaississement des
vaisseaux ; les espaces intertubulaires sont agrandis, les
tubes sont en quelque sorte dissociés par le tissu conjonctif, siège d'une prolifération active.

En résumé : lésions mixtes, mais avec prédominance
très marquée de la néphrite interstitielle.

Quatrième : fièvre typhoïde ; mort au vingtième jour.
Néphrite, albuminurie (service de notre maître, M. Audhoui).

Lésions très accentuées : les tubes sont presque partout le siège d'une desquamation active. Boules protéiques. Exsudats remplissant la lumière des tubes.

Les espaces intertubulaires sont agrandis et sur quelques points, principalement au voisinage des glomérules, on voit de petits amas de leucocytes, irrégulière-
ment groupés entre les tubes et formant de petits abcès
miliaires.

Les parois des artérioles sont épaissies et remplies de
noyaux.

Ce qui frappe surtout dans ce cas, c'est l'irrégularité
des lésions : à côté de régions remplies de petits abcès
miliaires, se voient des régions à peu près saines.

En résumé, néphrite mixte ; prédominance de la néphrite interstitielle avec petits amas de leucocytes constituant de petits abcès miliaires analogues à ceux du
foie ; irrégularité des lésions.

Dans ces quatre examens, faits avec le plus grand soin par notre excellent collègue Siredey, nous retrouvons un certain nombre de lésions communes : chez aucun de ces malades n'existait antérieuremnt d'affection rénale ; il est donc plus que probable que cette inflammation s'est développée dans le cours de la dothiénentérie. Les lésions consistent en *une néphrite interstitielle, plus accentuée que la néphrite parenchymateuse.*

Dans l'observation de notre collègue Bouley, cette néphrite existait aussi, quoique, dans ce cas, les lésions épithéliales fussent plus marquées.

Voyons maintenant les lésions observées par M. Renaut :

Sur une coupe du rein, perpendiculaire à la surface naturelle de cet organe et colorée simplement, pendant vingt-quatre heures, par la glycérine hématoxylique (sans addition d'éosine), on reconnaît déjà à un faible grossissement que la substance corticale du rein renferme deux ordres de tubuli qui se sont comportés d'une manière toute différente en présence du réactif colorant.

Les noyaux des vaisseaux artériels et glomérulaires, ceux des épithéliums des rayons médullaires collecteurs, des tubes de Henle et de ceux de Bellini, sont vivement imprégnés par l'hématoxyline et colorés en violet pur. Les noyaux de tous les tubes contournés à épithélium strié ne sont pas teints par le réactif ; de telle sorte que les rayons médullaires, les tubes de Henle, les artères interlobulaires et les glomérules se détachent en violet sur une masse grise, aussi nets que si on les avait injectés.

Modifications des épithéliums striés des tubuli contorti.
— Sur aucun point du rein examiné, l'épithélium strié
des tubes contournés d'une part, de l'autre, celui des canaux d'union, intermédiaires à la portion ascendante de
l'anse de Henle et aux tubes collecteurs, ne présente
l'état normal. Les noyaux de cet épithélium ne se colorent nullement sous l'influence de l'hématoxyline. Cependant, çà et là, on trouve, à de rares intervalles, un
noyau ou deux colorés en violet pâle ou pur ; mais, sur
la grande majorité des tubes, sectionnés en tous sens,
l'imprégnation a fait absolument défaut. Les corps protoplasmiques des cellules épithéliales sont dépourvus de
limites distinctes. Ils sont privés de toute striation et
absolument granuleux. Les granulations sont brillantes,
rondes, à peu près toutes égales en diamètre et d'une
finesse extrême ; l'acide osmique en solution à 1 p. 300
ne les colore pas en noir, mais en jaune bistre très clair.
Elles restent incolores et grises sous l'influence de la
glycérine hématoxylique, et se teignent vivement en
rose en présence de l'éosine. Ce ne sont donc point là des
granulations graisseuses. Le protoplasma a simplement
subi la tuméfaction trouble et s'est résolu en granules
protéiques.

De pareilles cellules épithéliales, réduites à l'état de
blocs granuleux, plus ou moins gonflés et fragmentés,
et renfermant un noyau absolument réfractaire à la coloration du carmin et de l'hématoxyline, sont des éléments anatomiques privés de vie. Dans ce cas de néphrite typhoïde, on peut donc considérer l'épithélium
des tubes contournés et des tubes intermédiaires comme
ayant été frappé de mort dans sa presque totalité.

La lumière des tubes contournés est oblitérée, sur nombre de points, par les cellules épithéliales granuleuses gonflées, fragmentées ou desquamées.

De distance en distance. on trouve, au sein du magma granuleux qui remplit l'aire de section du tube, un fragment plus ou moins long du cylindre colloïde, coloré en violet pâle et rose par l'éosine hématoxylique, et entouré par un manchon de granulations protéiques fines provenant de la désintégration de l'épithélium strié. Ces cylindres se retrouvent dans les urines dothiénentériques, qui donnent, par l'acide nitrique, un précipité cailleboté ou rétractile. Quand on rencontre de pareils cylindres, on doit, par conséquent, rapporter leur origine à la lésion des tubes contournés que nous venons de décrire.

Etat des canalicules de Henle à épithélium plat. — Tandis que, dans une coupe du lobule rénal, faite paparallèlement à la surface naturelle du rein, les tubes contournés situés à la partie moyenne de ce lobule présentent un épithélium dégénéré, réduit en granulations protéiques fines, et dont les noyaux ne se colorent plus, les tubes de Henle, occupant la marge du lobule, en dedans de la ligne des glomérules, montrent un épithélium à peu près normal, dont les noyaux se teignent vivement en violet et dont les cellules, quand elles ont desquamé, forment un cercle homogène, concentrique à la lumière du tubule. Ceci montre que le soulèvement épithélial est de nature cadavérique, ou s'est produit sous l'influence des réactifs coagulants et durcissants. Le système intermédiaire à ces tubes et à ceux de Bellini est, au contraire, fortement lésé. Il a subi, comme les tubes à bâtonnets de la partie moyenne du tube la désintégration granuleuse, ainsi qu'il est facile de le voir par ce qui suit :

Modifications des canalicules composant les faisceaux ou irradiations médullaires. — On sait que les pyramides de Malpighi formées de tubes collecteurs disposés en faisceaux rapprochés à direction parallèle se dissocient plus ou moins en entrant dans la substance corticale, et envoient dans la portion centrale de chaque lobule rénal un pinceau de tubes collecteurs. Ces tubes sont groupés en fascicules qui forment une série de bandelettes distinctes, situées en dedans du cercle décrit par la ligne des glomérules et des vaisseaux interlobulaires, et auxquelles Ludwig a donné le nom de *faisceaux* ou *irradiations médullaires.* M. Renaut appelle *rayon médullaire* chacun des tubes collecteurs qui forment par leur réunion une irradiation médullaire tout entière.

Les rayons médullaires contiennent des tubes de deux sortes : 1° des tubes collecteurs proprement dits qui sont la prolongation de ceux de Bellini ; 2° des tubes intermédiaires, à épithélium strié, faisant suite à la portion ascendante de l'anse de Henle, et la reliant aux tubes collecteurs.

On conçoit facilement qu'une série de ces derniers tubes, se jetant à diverses hauteurs dans le tube collecteur aboutissant, prennent pour la gagner la voie de l'irradiation médullaire, et deviennent, sur un certain point de

leur parcours, adjacentes et parallèles aux rayons médullaires proprements dits.

Dans le rein que nous décrivons, les tubes collecteurs
ne présentent qu'un état catarrhal simple ; de nombreuses
cellules épithéliales polygonales ont desquamé et remplis-
sent la lumière des tubes. Tous les noyaux de cet épithélium se teignent vivement par l'hématoxyline, tandis que
le protoplasma est coloré en rose homogène, à peine granuleux, par l'éosine primerose. Il existe donc ici une
simple inflammation catarrhale. Beaucoup de ces tubes,
au niveau de leur passage dans la substance corticale,
contiennent un cylindre colloïde autour duquel l'épithélium forme une couronne de cellules aplaties, mais bien
vivantes. Cette lésion répond évidemment à la présence
dans les urines des typhoïques albuminuriques, de cylindres formés d'une tige centrale colloïde revêtue exté-
rieurement d'une couche de cellules polygonales soudées
entre elles, à noyau central vivement teint dans le carmin, et à protoplasma clair, rendu translucide par l'immersion prolongée dans le liquide urinaire.

Inversement, les canaux d'union à épithélium strié,
qui entrent dans la composition du faisceau ou irradiation médullaire, sont revêtus de cellules ayant subi la
tuméfaction trouble, et dont les noyaux, enfouis sous la
masse des granulations protéiques, ne se colorent plus
par les réactifs.

Ce qui précède nous autorise à conclure que, dans le
rein examiné, il existait une néphrite parenchymateuse
généralisée montrant son premier stade d'évolution.
C'est à savoir : 1° la tuméfaction trouble et la mort de

tout l'épithélium strié ; 2° une inflammation catarrhale des premières voies collectrices.

Ce catarrhe ne se poursuivait pas dans la pyramide proprement dite, où l'épithélium des tubes des divers ordres avait conservé les caractères normaux.

Infiltration albumineuse des glomérules et de la marge du lobule rénal. — Entre les capillaires du bouquet glomérulaire et la capsule de Bowmann, on observe partout l'existence d'un exsudat granuleux que l'éosine teint en rose pâle et sur lequel l'hématoxyline n'a pas d'action. Mais, de distance en distance, on rencontre une particularité intéressante, et qui, nous le pensons, jette un grand jour sur la question si controversée jusqu'ici, de l'origine réelle de l'albumine des urines.

Sur nombre de points, entre le glomérule et la capsule, existe un croissant de matière translucide, homogène ou finement granuleuse, et qui distend la capsule en refoulant le bouquet en sens inverse. Le picro-carminate teint ce croissant en jaune orangé ; l'hématoxyline le colore en bleu pâle. L'endothélium pariétal de la capsule, proliféré ou seulement granuleux, limite en dehors la calotte albumineuse ; à la surface du bouquet on voit les capillaires nus, sans trace de revêtement endothélial extérieur. M. Renaut considère depuis longtemps la masse des capillaires glomérulaires des adultes comme dépourvue, à sa surface, d'une couche endothéliale vraie. L'exsudat albumineux intra-capsulaire a du reste une existence incontestable, car les coupes du rein qui l'ont montrée ont été dégommées pendant vingt-quatre heures

dans la chambre humide, et de plus cet exsudat se pour-
suit en conservant les mêmes caractères optiques et his-
tochimiques dans les tubes contournés commandés par
le glomérule et voisins de ce dernier. Il gonfle ces canaux
jusqu'à les quadrupler de volume, rendre leur épithélium
semblable à un revêtement endothélial plat, et enfin à
les rompre sur certains points. Dans ce dernier cas, les
anses distendues, et voisines les unes des autres, s'ou-
vrent les unes dans les autres. Il en résulte un espace
caverneux gorgé d'un exsudat qui présente les réactions
de la substance qui forme les cylindres hyalins. Autour
de ces points de rupture, il n'est pas rare de voir s'accu-
muler, dans les espaces intertubulaires, de nombreuses
cellules lymphatiques, qui déterminent l'apparition d'un
îlot embryonnaire. L'espace caverneux se montre souvent rempli de cellules épithéliales redevenues indifférentes, nageant dans l'exsudat épais, et y conservant la
forme ronde, ou bien ces cellules, ramenées à l'état actif,
poussent des prolongements protoplasmiques grêles
dans tous les sens; ces prolongements tendent à s'anas-
tomoser avec leurs similaires, émanés des cellules voisines. Le petit kyste semble alors traversé par un réti-
culum cellulaire délicat, analogue à celui du tissu
muqueux embryonnaire. M. Renaut propose d'appeler
ces îlots *points myxoïdes*. Ils se reproduisent toutes les
fois que des cellules indifférentes continuent à vivre
dans un exsudat visqueux. Un point qui est nettement
établi par ce qui précède, c'est que l'infiltration albumineuse du rein peut partir des glomérules. La production
du liquide albumineux par le bouquet glomérulaire, son

accumulation dans la capsule de Bowmann, son passage sous haute pression dans les tubes contournés, sont des faits positivement constatés.

Les cylindres hyalins injectés dans les tubes contournés par les glomérules se poursuivent dans les voies urinaires jusqu'aux canaux d'union et aux rayons médullaires à travers l'anse de Henle. Il existe au laboratoire d'histologie une préparation persistante d'urine qui confirme sur ce point particulier les notions fournies par l'analyse histologique du rein. Dans cette préparation, un cylindre colloïde volumineux s'effile, sur une longueur de près d'un millimètre, de la façon la plus régulière. Il s'agit évidemment ici du moule d'une anse de Henle entraîné par celui qui remplissait le tube contourné intermédiaire. Enfin l'exsudat albumineux passe dans les rayons médullaires où on le trouve sur des coupes. Cependant la région la plus gorgée d'albumine d'origine vasculaire est la marge du lobule rénal, puisque c'est à ce niveau qu'on trouve les glomérules, les premiers tubes contournés qui leur font suite, les tubes de Henle, et les canaux d'union. La portion moyenne du lobule, occupée par les tubuli contorti, est surtout envahie par la dégénération granuleuse ; et ses tubes sinueux, tapissés d'épithélium dégénéré, forment une masse homogène dans laquelle on ne trouve pour ainsi dire aucun noyau épithélial coloré.

Etat des vaisseaux sanguins et lymphatiques du rein. — Tandis que dans les pyramides de Malpighi, le système vasculaire sanguin et le tissu connectif sont dans

l'état normal, il existe au sein de la substance corticale
des modifications de circulation d'une importance considérable et qui même frappent l'observateur au premier
coup d'œil.

Tandis que dans la papille et sous la capsule du rein,
l'injection vasculaire sanguine montre les vaisseaux
pleins de globules rouges, que l'éosine teint en rouge
brique caractéristique, dans la substance corticale presque tout entière, les capillaires intertubulaires, gorgés
au point de dessiner de larges bandes entre les tubuli,
sont remplis de globules rouges nombreux et serrés,
mais qui semblent avoir perdu leur hémoglobine, car ils
sont demeurés absolument incolores. Dans l'intervalle
de ces globules, existe une masse de petites boules
rosées tout à fait analogues à celles qui nagent dans une
préparation de sang, d'abord traité par l'eau, puis fixé
à l'acide osmique à 1 pour 100 et enfin coloré par l'éosine
primerose. Il semble donc qu'à un certain moment, le
sang renfermé dans les vaisseaux corticaux du rein ait
subi une influence sinon dissolvante, du moins capable
de séparer l'hémoglobine du stroma.

Mais un fait encore plus intéressant, c'est que les premières radicules veineuses (situées entre les tubuli, dans
la région des glomécules) et que les veines interlobulaires satellites des artères, au lieu de contenir des globules rouges, sont gorgées par un exsudat translucide,
homogène ou finement grenu, tout à fait analogue à la
calotte albumineuse des capsules de Bowmann et aux
cylindres hyalins injectés par les glomérules dans le système des tubes contournés.

Didion.   3

Les sections transversales des veines paraissent comme des lacunes limitées par les arcs de cercle ; le vaisseau, surabondamment rempli par l'exsudat, s'est développé au maximum dans l'intervalle des tubes contournés et a pris l'aspect qu'il montre dans une coupe faite sur un rein bien injecté à la gélatine. L'éosine hématoxylique teint en rose violacé cette injection albumineuse qui a pris la place du sang ; la coloration, la rétractilité, les caractères optiques de ces masses coagulables, saisies par le réactif durcissant, sont exactement les mêmes que ceux des calottes albumineuses capsulaires et des exsu-dats gélatineux des tubes contournés. L'albumine sé-crétée par les glomérules a donc passé dans les veinules, puis dans les veines interlobulaires et les injecte en les distendant au maximum, jusqu'à la base des pyramides de Malpighi, comme le mettent hors de doute les images fournies par les coupes perpendiculaires à la surface du rein et parallèles à la direction générale des rayons mé-dullaires.

En outre, il est facile de constater que les lacunes lymphatiques de Ludwig sont remplies par un exsudat identique. Ces lacunes, stellaires comme les veinules et développées comme elles dans l'intervalle des tubuli, se distinguent des vaisseaux sanguins par leur bordure endothéliale plus mince, par leur absence de paroi vraie, et surtout par ce fait que les capillaires sanguins les tra-versent en leur milieu. Les lacunes lymphatiques, gor-gées de liquide albumineux coagulé, filent comme des fentes à bords festonnés entre les tubes contournés et souvent finissent d'une manière diffuse, comme si elles

se perdaient dans le tissu connectif. Ceci est surtout facile
à voir au voisinage des points de sclérose que nous allons bientôt décrire.

Ainsi, le liquide albumineux sorti des vaisseaux glomérulaires a filé sous la pression dans les tubes de la
marge du lobule, les a injectés de façon à les rompre par
places, a passé dans les lacunes lymphatiques qui repré-
sentent ici le tissu connectif. Soit par rupture, soit par ré-
sorption rapide et active, il a envahi en outre l'origine
du système veineux, l'a gonflé en prenant la place du
sang. Tout ceci montre l'existence d'un flux albumineux
subit, intense, qui a abouti à la production d'un œdème
brusque de la périphérie des lobules rénaux, et dont le
liquide anomal, imprégnant la substance corticale tout
entière, n'a probablement pas été sans influence sur le
départ de l'hémoglobine des globules rouges, départ qui
s'est vraisemblablemant opéré peu de temps après la
mort du malade, survenue, comme nous le verrons, au
moment où l'œdème rénal était théoriquement à son
maximum.

Outre les lésions que nous venons de décrire, le rein
présentait sur beaucoup de points celles de la néphrite
interstitielle. Ces lésions étaient disposées par îlots à la
périphérie des lobules, dans la zone des glomérules et à
un moindre degré dans celle des rayons médullaires. Elles
étaient de date récente et pouvaient parfaitement s'être
produites pendant les vingt-trois jours que dura la maladie. Le tissu connectif néoformé était transparent et
à peine fibrillaire. Sur plusieurs points nous avons constaté que le tissu scléreux gélatiniforme, constituant

l'origine d'un noyau de néphrite interstitielle, occupait précisément une lacune lymphatique de Ludwig, traversée par plusieurs capillaires et dont on distinguait encore nettement le bord festonné. Ce fait est intéressant au point de vue de l'anatomie générale. Il concorde avec cet autre fait, que, dans le lymphadénome rénal, ce sont les espaces lymphatiques intertubulaires qui deviennent l'origine du tissu réticulé. Les néoplasies conjonctives prennent ainsi la place des cavités séreuses, dont le tissu connectif n'est qu'un cas particutier. J'ajouterai que plusieurs glomérules étaient en train de s'atrophier et de devenir fibreux, comme dans les néphrites interstitielles commençantes, et que leur capsule, d'unilamellaire, devenait nettement lamelleuse ainsi qu'on l'observe en pareil cas. »

Malgré la longueur de cette citation, nous avons tenu à la donner en entier, à cause du soin apporté à l'étude de ce rein, et surtout de la netteté des conclusions qui en découlent.

Voici en résumé la topographie des lésions :

1o La lésion centro-lobulaire est une néphrite parenchymateuse, rapidement suivie de la mort sur place de l'épithélium.

2° La lésion périlobulaire est un œdéme rénal conduisant à la sclérose rapide dans les lobules où elle n'est pas tout à fait récente.

3o La néphrite est mixte, parenchymateuse sur certains points, interstitielle sur d'autres ; elle paraît s'être développée dans le cours de la dothiénentérie, rien dans les antécédents ne pouvant faire admettre l'existence d'une maladie antérieure.

4° L'inflammation du parenchyme rénal s'est produite par poussées successives, les lésions des divers lobules paraissant d'âge différent.

5° Les lésions s'étendant, le fonctionnement des reins s'est trouvé annulé; dès lors les accès éclamptiques ont éclaté, comme chez un animal dont les deux reins ont été enlevés.

6° La température rectale ne s'est pas abaissée dans la période des accès, comme dans les cas d'urémie consécutifs aux néphrites chroniques.

En résumé, et d'après ces examens histologiques, la fièvre typhoïde produit sur le rein une détermination rénale consistant en les lésions suivantes :

1° Tuméfaction trouble des épithéliums, suivie plus ou moins rapidement de leur mort.

2° Catarrhe desquamatif des tubes collecteurs.

3° Congestion glomérulaire, injection albumineuse des voies lymphatiques.

4° Ces lésions deviennent le point de départ de points de sclérose périlobulaire.

A la fin de ce chapitre d'anatomie pathologique, il ne nous a pas paru inutile de signaler les procédés employés par M. Renaut, pour l'étude de ces reins, afin de ne négliger aucun des détails et de n'omettre aucune des précautions nécessaires à ces recherches.

Technique. — Les fragments de rein destinés à l'analyse histologique ont été durcis dans la gomme et l'alcool, après un séjour de 48 heures dans le liquide de Müller. (D'après le professeur Renaut, il faut éviter, pour le rein, l'immersion directe dans l'alcool fort qui rend granuleux l'épithélium strié des tubes contournés.)

La coloration des organes durcis dans les bichromates alcalins, est plus régulière si on emploie la purpurine et les préparations d'hématoxyline, que par le picro-carminate d'ammoniaque; les noyaux sont aussi plus visibles.

Voici le procédé employé : les coupes soit parallèles, soit perpendiculaires à la surface du rein, sont reçues dans l'alcool, placées sur la lame porte-objet, et dès qu'elles ont commencé à adhérer au verre, on dépose à leur surface une goutte d'eau distillée. Ces précautions sont nécessaires pour éviter le départ brusque de la plupart des glomérules, départ qui s'opère au moment où une coupe du rein, mince et étendue, faite avec un rasoir mouillé d'alcool, tourbillonne au contact de l'eau quand on l'y plonge d'emblée. Les coupes, traitées par l'eau de cette façon, sont ensuite abandonnées pendant quelques heures dans la chambre humide, afin de permettre de se dissoudre à la gomme qui les imprègne, et qui pourrait sans cela simuler des coagulums dans les intervalles des tissus.

La coloration doit être faite de la façon suivante. Sur chaque coupe on dépose une goutte d'éosine primerose à 1 p. 100, puis après avoir enlevé l'excès de liquide coloré, on verse cinq à six gouttes de glycérine saturée d'hématoxyline ; la préparation abandonnée sous un globe pendant quelques heures, se colore vivement en violet avec élection. Elle est alors recouverte d'une la-

melle, lutée avec du baume de Canada, dissous dans le
chloroforme, et reste persistante avec la double coloration. La glycérine hématoxylique, employée comme liquide additionnel, après avoir produit son effet colorant,
joue ici le rôle de la glycérine picro-carminée dans les
préparations au carmin. L'hématoxyline, fixée sur les
éléments anatomiques, ne peut diffuser autour de la préparation, puisque le liquide additionnel en est déjà sa-
turé. Les pièces ainsi préparées s'améliorent avec le
temps au lieu de se décolorer.

Nous avons donné avec soin les détails qui précèdent
parce qu'ils sont indispensables pour faire des préparations démonstratives du rein, sain ou malade ; préparations qu'il est souvent impossible d'obtenir à l'aide des
méthodes de technique actuellement usitées et pour
ainsi dire classiques.

CHAPITRE IV.

ÉTUDE DES SYMPTOMES

D'après l'étude des différents cas de néphrite dothiénentérique que nous avons relevés dans les auteurs, et
que nous avons observés, il nous a semblé que la forme
rénale de la fièvre typhoïde comprenait deux groupes de
cas assez nettement tranchés.

Le premier comprend les observations de fièvres
typhoïdes, dans lesquelles le phénomène de l'albuminurie a été constaté dès le début, c'est-à-dire dans le cours
du premier septénaire. Dans le second groupe, nous

ferons rentrer les cas où la fièvre typhoïde ayant évolué d'une façon à peu près normale, les reins ont cependant été suffisamment touchés pour déterminer des accidents graves ou même mortels longtemps après le début de la maladie.

1. *Forme précoce.*

Le premier groupe lui-même peut se diviser en deux : l'un qui comprend ce qu'on peut désigner sous le nom de forme commune, l'autre décrit par Robin, sous le nom de forme hémorrhagique.

I. Les symptômes de la forme commune diffèrent par un certain nombre de points de ceux de la dothiénenté-rie ordinaire.

Les prodromes ont une durée variable, quelquefois assez courte :

Obs. I. — Charbonneau, Louise ; 5 jours à peine et déjà la stupeur apparaît.

Obs. IV. — Regnault, malaise inexprimable le 29 janvier ; entre le 31 ; le 1ᵉʳ février, albumine en quantité énorme.

Obs. VI. — Ant... (Al. Robin) ; 4 jours ; albumine en quantité considérable le 5ᵉ jour.

Obs. IX.—X...., tailleur ; 5 jours; le 6ᵉ jour, bouffissure de la face, prostration, urine fortement albumineuse.

Obs. X. — Hue..., début brusque ; au 6ᵉ jour délire, au 8ᵉ jour, albuminurie.

Mais à part cette brusquerie du début, ils sont ceux d'une dothiénentérie ordinaire : malaise général, perte de l'appétit et des forces, insomnies, rêvasseries. Les malades sont peu aptes aux travaux intellectuels, etc., nous n'y insistons pas. Puis apparaît la fièvre persistante qui marque le début de l'invasion. Jusque-là le malade n'éprouvait que du malaise, mais avec la fièvre l'état général s'aggrave, et le malade est obligé de s'aliter. Examinons les différents symptômes généraux et fonctionnels:

La céphalalgie est en général continue, mais moins vive, moins lancinante ; exceptionnellement ils éprouvent des bourdonnements d'oreilles et des éblouissements, et s'il y a une certaine lenteur dans les réponses, ce n'est pas à l'affaiblissement de l'ouïe, qu'elle doit être attribuée mais à l'abattement extrême des malades.

C'est en effet un des grands caractères de la forme rénale de la fièvre typhoïde : l'abattement, la stupeur ; dans nombre de cas nous la trouvons notée par les auteurs ; les malades sont prostrés, couchés sur le dos, sans essayer de faire le moindre mouvement, ils répondent à peine aux questions qui leur sont posées ; l'intelligence est complète cependant, les réponses claires, mais faites d'une voix dolente.

L'altération des traits est très marquée ; la face est pâle, les yeux cernés ; la physionomie est plus altérée en général qu'au début d'une dothiénentérie vulgaire ; non seulement ils ne peuvent se tenir debout, mais lorsqu'on les fait asseoir, ils sont pris de vertiges, d'éblouissements.

Les épistaxis ne paraissent pas d'une abondance ou d'une fréquence exagérée ; disons cependant que le Dr Amat les considère comme fréquentes, répétées, revenant plusieurs fois par jour, même elles peuvent être remplacées par de légères métrorrhagies (épistaxis utérines de Gubler).

L'état de la langue est variable suivant la période: au début on note généralement un état saburral, la pointe et les bords sont rouges comme on le voit habituellement dans la fièvre typhoïde ; mais au moment où commence l'albuminurie, ou même quelques jours avant, d'autres fois le jour même où apparaît l'albumine, la sécheresse de la langue est très marquée. La langue est sèche, rôtie, ou dépouillée de son épithélium. Les lèvres et les dents se recouvrent de fuliginosités, les narines sont pulvérulentes.

Obs. I. — Charb... (Louise). Entrée le 5 juin. Le lendemain, albuminurie abondante au 6e jour, langue et lèvres sèches, narines pulvérulentes.

Obs. II. — Lemaire (Rosine). Entrée le 7 oct.; le 10, léger nuage d'albumine. Langue sèche, fuligineuse.

Obs. IV. — Regnault. Entre le 29 janvier. Langue sale, rouge à la pointe et sur les bords. Narines sèches, précipité massif d'albumine

Obs. XXVII. (Petit.) — Malade depuis 15 jours. A l'entrée, langue très rouge, dénudée d'épithélium: on constate de l'albuminurie.

Obs. XXVIII. (Petit.) — A l'entrée, on constate une langue sèche et de l'albuminurie.

Nous pourrions multiplier les exemples ; disons seulement que dans les cinq cas de Legroux et Hanot, la coïncidence de la sécheresse de la langue et de l'albuminurie n'a jamais fait défaut. Ce n'est pas une coïncidence ba-

nale; dans la plupart des cas la langue était d'abord saburrale, étalée, et, au moment où a commencé à paraître
l'albumine, la langue se dessèche et les fuliginosités apparaissent, formant des croûtes épaisses sur les lèvres
et les dents, persistant pendant une longue période de
la maladie.

La peau est sèche, quelquefois brûlante; les sueurs
sont rares; parfois on a constaté de l'ichthyose.

L'appétit est nul, la soif vive, la langue animée de
mouvements fibrillaires; nous avons noté plusieurs fois
des vomissements, soit bilieux, soit muqueux et striés
de sang; quelquefois les malades n'ont éprouvé que des
nausées.

La diarrhée peut exister dès le début: ce cas est rare;
plus souvent si les malades n'ont pas pris de purgatifs,
la constipation est opiniâtre, et persiste jusqu'à l'apparition des taches. Dans notre première observation, la
constipation a résisté aux purgatifs salins et n'a cédé
qu'à l'administration du calomel.

En général, la diarrhée s'établit dans le courant de la
première semaine, peu abondante; les matières sont
ocreuses, non moulées, mais moins fluides que dans les
cas ordinaires.

Le ventre est ordinairement peu ballonné; la palpation et la percussion de la fosse iliaque droite dénotent
une sensibilité légère; le gargouillement peut manquer
jusqu'à l'apparition de la diarrhée.

Le catarrhe des voies supérieures de la respiration est
presque constant; il existe de la toux, l'auscultation de
la poitrine révèle des râles sibilants et ronflants; l'ex-

pectoration est peu abondante, spumeuse ; les narines sont sèches, la voix est plus ou moins altérée.

Nous n'avons pas noté souvent d'altérations du côté du système circulatoire ; le pouls est plein, fort, quelquefois dicrote. Deux fois seulement il existait un bruit de galop, tenant à une hypertrophie du cœur.

Il nous faut signaler enfin quelques phénomènes spéciaux à la forme rénale :

La face, avons-nous dit, est, en général, très pâle, amaigrie, profondément altérée ; plusieurs fois et dès le début, on a trouvé un certain degré de bouffissure, qui a persisté assez longtemps. Cet œdème existe aussi quelquefois aux pieds. Le début de la néphrite peut encore être révélé par des douleurs siégeant dans la région des reins, s'exaspérant par la pression, ordinairement bilatérales, ou plus marquées d'un côté que de l'autre.

Vers la fin de la première semaine, ou au commencement de la seconde, apparaît un nouveau phénomène, qui domine la scène et frappe l'observateur. C'est un délire tantôt calme, tantôt furieux ; il est presque constant et toujours précoce. Le malade, généralement calme dans la journée, prononce des mots incohérents, ou bien il crie, se débat, veut se lever.

Si nous examinons maintenant ce qui se passe du côté de la peau, nous verrons apparaître à l'époque ordinaire l'exanthème ou roséole typhoïque ; mais les taches rosées, tout en présentant les caractères habituels, sont remarquables par leur rareté ; c'est à peine si on en trouve deux ou trois disséminées sur l'abdomen. Nous avons cité deux observations où l'exanthème s'était

reproduit une deuxième fois dans le cours de la dothiénentérie.

Il nous reste à parler d'une complication extrêmement
fréquente dans les fièvres typhoïdes à albuminurie abondante : c'est la présence de manifestations cutanées, eschares ou éruptions diverses : ecthyma, furoncles, etc.

Ces divers exanthèmes sont rares dans la fièvre typhoïde, et ne surviennent en tous cas qu'à une période
avancée, retardant plus ou moins la convalescence. Dans
la forme rénale, au contraire, ils sont mentionnés trop
souvent pour qu'on n'y voie pas une relation de cause à
effet entre la néphrite et la production de ces accidents,
le rein fonctionnant mal, certains principes excrémenti-
tiels tendent à s'éliminer, et ils le font par les glandes
de la peau. Une autre théorie est celle de M. Bouchard,
qui, ayant constaté dans les pustules d'ecthyma la présence de nombreuses bactéries, leur attribuerait tout le
mal ; dans ce cas, elles détermineraient une irritation
analogue à celle qu'elles produisent dans le rein et qui
se révèle par la présence et la disparition simultanée de
l'albumine et de ces bactéries.

Ne publiant pas en détail un grand nombre d'observations que nous avons trouvées dans les auteurs, nous
mentionnerons seulement quelques cas d'éruptions bi-
zarres et peu communes :

De Santi (Tribune médicale, 1880). — Eruption de
pustules dans la fièvre typhoïde. Mort. Néphrite.

Amat. — Eruption vésiculeuse et papuleuse.

Erythème. Purpura, furoncles. Mort. Néphrite.

Legroux et Hanot. — Eschares, dans 3 observations sur 5.

Millard. — Au 10ᵉ jour, pustules d'ecthyma, eschares au sacrum.

Puitg. — Ulcèration du lobule du nez. Eschares au sacrum.

Bouchard. — Ecthyma au 10ᵉ jour. Nombreuses éruptions successives de sudamina.

Robin. — Eschares au sacrum, ulcérations gangreneuses de la langue, du pied, et du prépuce.

Obs. I (personnelle.) — Double éruption de taches rosées. — Furoncles sur l'abdomen au 20ᵉ jour. Deuxième poussée au 25ᵉ jour.

Obs. II (pers). — Eruption de grosses pustules d'ecthyma sur tout le corps au 20ᵉ jour; aspect gangreneux des pustules qui se creusent profondément. — Eschare au sacrum ; au 25ᵉ jour, nouvelle poussée d'ecthyma sur les deux omoplates, environ 15 pustules noirâtres, sur un fond violacé.

Quelle est la marche de la température?

En comparant les tracés de fièvre typhoïde ordinaire et ceux d'une dothiénentérie à forme rénale, nous trouvons bien peu de différence dans la marche de la température. Nous retrouvons là aussi les oscillations ascendantes, arrivant à un maximum vers le 3ᵉ jour de la fièvre, puis viennent les oscillations stationnaires, mais la durée de ce stade se prolonge plus longtemps qu'à l'état normal. Les températures de cette période sont en général élevées. Enfin, suivant la terminaison, la défervescence

se fait avec des oscillations descendantes, correspondant généralement avec une disparition du sang et de
l'albumine.

Lorsqu'au contraire la terminaison doit être funeste
le dernier stade fait défaut ; les symptômes ne s'amen-
dent pas ; la température se maintient très élevée et la
mort survient. Dans une de nos observations, la température était de 41° cinq jours avant la mort, descendit en
deux jours à 37° et remonta subitement à 40° quelques
heures avant la mort.

II. La forme hémorrhagique de Robin peut être
étudiée à part ; elle est caractérisée par la présence d'une
grande quantité de sang ; on trouve, en effet, dans la
plupart des cas de fièvre typhoïde une certaine quantité
de sang, appréciable au microscope, qui révèle la présence des globules sanguins, et même à l'œil nu, à cause
de la coloration qu'il donne à l'urine ; il faut, pour que
la néphrite soit hémorrhagique, que le sang se trouve
dans l'urine en assez grande abondance.

Il se présente sous diverses formes : ordinairement,
ce sont des globules rouges plus ou moins altérés, et qui
donnent aux sédiments une teinte rougeâtre ; on trouve
encore de l'hémoglobine dissoute, du pigment noir, et
des masses cristalloïdes grenat. Ogle et quelques observateurs avaient signalé la présence du sang dans les urines
des typhoïques, mais le fait n'avait pas été généralisé.

Lorsque le sang est abondant, il donne à l'urine une
teinte rougeâtre ; les globules se précipitent avec les sédiments et les leucocytes. C'est à la période d'augment et
d'état que ces éléments sont le plus abondants ; ils dimi-

nuent ensuite graduellement avec les progrès de la défervescence et de la convalescence.

Très fréquents dans les formes mortelles, moins abondants dans les cas graves, rares dans les formes moyennes et bénignes, voilà, certes, un élément important au point de vue du pronostic.

Quel est le mécanisme de cette hémorrhagie? Robin l'attribue à la congestion énorme des reins; elle serait de même nature que les autres hémorrhagies des typhoïques pour Murchison; mais, de plus, pour Robin, il faut distinguer deux cas : ou bien les reins sont trouvés gros, congestionnés à l'autopsie, et c'est dans ce cas qu'on a eu des urines brightiques; ou bien ils sont pâles, peu augmentés de volume, et c'est alors qu'on a observé surtout des globules rouges, rares et déformés, de l'hémoglobine, du pigment, des masses grenat cristalloïdes. Peut-être, dans ces derniers cas, l'hémoglobine serait-elle plus abondante chez les malades qui n'ont pas présenté d'autre hémorrhagie, intestinale, nasale, etc. Nous ne nous étendrons pas davantage sur cette forme hémorrhagique, n'en ayant pas observé, et, du reste, elle ne présente qu'un intérêt assez borné.

2. *Forme tardive.*

Dans le second groupe de nos fièvres typhoïdes à forme rénale, nous ferons rentrer les cas où la fièvre typhoïde, ayant présenté pendant une longue période, souvent de deux septénaires, une marche normale, on voit survenir tout à coup de nouvelles complications. Il comprend ce que les auteurs ont décrit sous le nom de forme urémique ; et ces accidents arrivant à une période assez avancée, nous croyons pouvoir en faire la forme tardive par opposition aux formes précoces que nous avons étudiées précédemment.

La plupart des auteurs, qui ont signalé l'apparition de ces accidents à la fin d'une dothiénentérie, les attribuaient à l'urémie ; mais, en raison de leur rareté et de leur variété, une affirmation positive leur semblait prématurée.

Griesinger, témoin d'accidents de ce genre, recommande de ne jamais oublier de porter son attention sur la sécrétion urinaire, lorsque des vomissements s'accompagnent de coma et de crampes. L'urémie et l'ammoniémie semblent se développer, quoique assez rarement, lors d'une lésion grave du rein et de l'appareil urinaire dans la fièvre typhoïde.

Parkes (On urine, 1860) dit qu'une certaine augmentation d'urée peut se faire dans le sang, au lieu de s'éliminer par les urines, et, si la cause de cette accumulation n'est pas toujours très nette, assez souvent on peut l'attribuer à l'altération des éléments sécréteurs du rein, ainsi que le démontre la présence de l'albumine et des cylindres dans l'urine.

Murchison attribue aux accidents la même origine et combat la théorie de Piorry, qui y voulait voir de la septicémie intestinale, et expliquait les accidents nerveux par l'infection purulente que produisaient les ulcérations intestinales.

Sans vouloir attribuer la stupeur, le délire, l'adynamie, qui se rencontrent dans tous les cas de forme rénale à l'urémie, nous pouvons cependant reconnaître le rapport qui existe entre ces phénomènes et l'albuminurie ; les plus importants et ceux qui caractérisent véritablement la forme urémique sont les accès éclamptiques.

Voici le résumé de quelques remarquables observations :

Obs. Renaut. — Au vingtième jour d'une fièvre typhoïde, un malade, sans antécédent épileptique, prend deux accès convulsifs et meurt dans le second.

Obs. Drivon. — Au trentième jour d'une fièvre typhoïde, on voit apparaître l'albumine rétractile, trois accès éclamptiques, mort.

Obs. Petit. — Fièvre typhoïde normale. Pas d'albuminurie. Au trentième jour, abondant précipité d'albumine rétractile, deux accès d'éclampsie. Mort le lendemain; néphrite constatée à l'autopsie.

Obs. Génuit. — Mort au vingt-quatrième jour après plusieurs accès éclamptiques.

Dégénérescence avancée des reins avec ulcérations intestinales.

Obs. Chedevergne. — Accès éclamptiques, convulsions de la face, urines albumineuses, guérison.

Obs. Menaut. — Mort au vingt-quatrième jour, dans un accès convulsif, après avoir présenté des mouvements convulsifs de la face, des yeux, des bras, les jours précédents.

Obs. Barberet et Chouet. — Mort au vingt-cinquième jour, d'une fièvre typhoïde bénigne, dans un accès convulsif unique. A l'autopsie, néphrite.

Obs. Hervier. — Symptômes de fièvre typhoïde, accès d'éclampsie. Mort. Néphrite.

Obs. Murchison. — Fièvre typhoïde, violent délire. Convulsions suivies de coma. Urine albumineuse. Néphrite à l'autopsie.

Obs. Immerman (cité par Liebermeister). — Deux malades meurent d'urémie, survenue dans une néphrite parenchymateuse aiguë, qui s'était déclarée à la suite d'une fièvre typhoïde.

Obs. Bucquoy (Société méd. des hôpitaux, 1873). — Mort subite d'une jeune fille, au quatorzième jour d'une fièvre typhoïde, attribuée à l'urémie, en raison de la dégénérescence des reins.

Obs. Tambareau. — Mort subite au vingt-troisième jour, d'une fièvre typhoïde. Néphrite.

Obs. XII. (Gaucher.) — Fièvre typhoïde évoluant normalement. Pas d'albumine. Le 24ᵉ jour, deux attaques convulsives avec convulsions généralisées. Coma. Le lendemain, nouvel accès. Albumine rétractile massive.

Guérison après cinq jours de coma profond.

On voit que tous ces accès surviennent à une période avancée de la maladie, alors que la convalescence avait paru s'établir franchement même dans plusieurs cas.

On ne peut les attribuer qu'à l'urémie et non à des lésions cérébrales ou médullaires ; à part quelques rares cas de méningite, le cerveau a presque toujours été trouvé intact dans la fièvre typhoïde.

Quel est le principe toxique ? Malgré les expériences qui démontrent l'influence funeste de l'urée injectée dans

le sang, on n'admet plus que c'est ce corps seul qui produit l'urémie.

Mais, dans la fièvre typhoïde, ce n'est pas l'urée seule
qui se trouve augmentée, c'est la créatine, la créatinine
la leucine, la tyrosine, ainsi que l'ont démontré les recherches de Schottin, de Frerichs, de Griesinger et de
Cuffer. Qu'à ce moment, le rein vienne brusquement à
ne plus fonctionner, et tous ces produits de désassimila-
tion ne trouvent plus à s'éliminer, et leur accumulation
suffit à expliquer les accidents observés.

CHAPITRE V.

DIAGNOSTIC, MARCHE, PRONOSTIC, TRAITEMENT.

La forme rénale de la fièvre typhoïde n'est pas toujours diagnostiquée. Certainement il importe de savoir,
dans cette affection, grave par ses complications plutôt
que par elle-même, quel est l'état du rein ; car il peut
survenir des accidents mortels alors que la maladie
avait paru évoluer normalement.

Nous la distinguerons d'une dothiénentérie ordinaire
par les phénomènes suivants : abattement très considérable, adynamie extrême, pâleur de la face et des tégu-
ments, qui ont souvent une teinte terreuse, douleurs
lombaires, œdème des pieds et bouffissure de la face,
délire précoce et prostration, températures élevées et
refroidissement facile des extrémités. Sans qu'on puisse

absolument d'après ces symptômes seuls tirer une conclusion, on devra avant même que la sécheresse de la
langue, la production d'exanthèmes ou d'eschares ait
été constatée, pratiquer l'examen des urines. La constatation d'un précipité albumineux peu abondant indiquera
une légère congestion du rein ; le précipité est-il abondant, rétractile, le microscope y fait-il constater la
présence des bactéries, de globules sanguins, de cylindres granulo-graisseux, de cellules dégénérées, on
est en droit de conclure à l'existence d'une néphrite.

Nous devrons toujours étudier les antécédents d'un
malade, si nous voyons survenir un accès convulsif dans
le cours d'une dothiénentérie ; il peut être épileptique ;
l'examen de l'urine faisant constater un abondant précipité d'albumine rendra probable l'existence d'une néphrite, surtout si l'albumine persiste entre les accès.

Peut-on supposer l'existence antérieure d'un mal de
Bright ? Mais à moins qu'il ne soit très récent, il se révèle
ordinairement assez vite ; il n'évolue pas à l'état latent,
et le malade en sent les atteintes. Il suffit que l'attention soit appelée sur ce point pour qu'on ne commette
pas l'erreur.

Le diagnostic différentiel doit se faire avec une néphrite aiguë, a frigore. Dans notre observation IX, qui
fit le sujet d'une leçon de M. le professeur Hardy, le
malade déjà souffrant, tourmenté par une fièvre intense,
s'est senti refroidi en descendant à la cave. Pendant deux
ou trois jours, il fut nécessaire de suspendre le diagnostic, en raison de la bouffissure de la face, des caractères
de l'urine ; puis la maladie évolua ; les taches rosées

apparurent sur l'abdomen, la diarrhée continua ; il n'y avait plus d'hésitation possible.

La granulie, si difficile à distinguer d'une fièvre typhoïde quelquefois, peut déterminer une néphrite par suite d'une poussée tuberculeuse sur le rein. Le diagnostic devient alors très difficile et il sera important de rechercher les bactéries signalées par Bouchard pour asseoir son diagnostic. M. le professeur Potain a signalé un urticaire de la face simulant un œdème, et l'absence d'albumine fit écarter l'idée d'une néphrite, à laquelle on aurait pu songer.

Enfin il faut penser encore aux anasarques sans albuminurie, signalées dans la fièvre typhoïde, et qui sont consécutives aux déperditions abondantes de sang, après une hémorrhagie intestinale, nasale, etc.

Le pronostic de la fièvre typhoïde s'aggrave par la constatation de la néphrite. Trotter signale la gravité de l'affection quand on a constaté une albuminurie abondante et persistante ; tous les cas ne sont pas mortels cependant, et nous avons publié un certain nombre de cas où la mort a été évitée, même après des accidents convulsifs graves.

Les lésions rénales ne sont pas toujours généralisées ; et ne peut-on supposer que l'épithélium disparu aura le temps de se réparer, si la portion saine du rein suffit à l'élimination des principes toxiques ? Pour M. Hardy, l'état du rein crée une menace pour l'avenir, et souvent il surviendrait un mal de Bright chronique, dont l'évolution se ferait fatalement, comme après une néphrite scarlatineuse : notre première observation en serait un exemple ; nous n'en avons pas trouvé d'autres de signalés ; et les auteurs qui se sont occupés de la question ne l'ont pas résolue.

L'apparition d'une néphrite dans la fièvre typhoïde vient donc aggraver le pronostic, quelle que soit l'époque à laquelle elle est reconnue ; elle crée donc au médecin des obligations nouvelles et, sans négliger les autres éléments de la maladie, il doit porter ses efforts sur cette complication.

Avec les auteurs qui admettent l'origine infectieuse de la néphrite, M. Bouchard conseille l'emploi de l'acide phénique uni à l'alcool, l'acide salicylique, administrés en potion ou en lavements. On pourrait, dans les cas de diarrhées abondantes et fétides, donner du salicylate de bismuth, qui contient toujours une assez grande proportion d'acide salicylique libre.

Polli recommande l'emploi des sulfites,

Kannemberg celui du sulfate de quinine et du benzoate de potasse. Ce dernier corps est aussi vanté par Klebs, dans son travail sur les microbes de la fièvre typhoïde.

Tous ces médicaments ont pour but d'agir sur les germes contenus dans le sang des typhiques et de combattre l'action nocive qu'ils exercent sur le rein et les autres organes.

Si l'on veut agir par révulsion sur le rein, si des douleurs lombaires contusives indiquent une congestion très forte de cet organe, on appliquera des sangsues, des sinapismes, des ventouses sèches ou scarifiées.

Il faudra bien se garder, malgré l'opinion contraire de

M. le professeur Hardy, d'appliquer des vésicatoires, dans la crainte de déterminer une congestion plus forte du rein ; le vésicatoire même camphré serait dangereux, et il vaut mieux s'en abstenir, outre que la production rapide d'eschares pourrait en résulter.

Nous avons dit que dans un certain nombre de cas une diurèse abondante coïncidait avec la disparition des accidents. Il est donc tout indiqué de la favoriser, de la provoquer, mais pour cela tous les diurétiques ne sont pas également utiles ; ceux qui agissent par irritation sont à rejeter. Le diurétique par excellence dans ce cas est le lait pur ou additionné d'eau. Quelle que soit la façon dont il agit sur le rein, il est toujours bien supporté et son action est double ; il favorise la sécrétion urinaire et l'élimination des principes toxiques sans produire d'irritation sur le rein même le plus enflammé. Ne voyons-nous pas souvent, au moment où on commence l'alimentation surtout avec des œufs, se produire une albuminurie légère, passagère ? Rien de pareil avec la diète lactée, et au moment où le malade est amaigri, épuisé par une grave maladie, le lait soutient ses forces et lui permet de s'acheminer peu à peu vers la convalescence.

Devra-t-on employer la pilocarpine en injections sous-cutanées par exemple ? Dans un cas, où la peau était sèche et brûlante, nous en avons fait deux par jour de 1 centigramme chacune et, sous leur influence, la peau devenait moite, puis une sudation abondante apparaissait, la langue n'était plus aussi sèche ; la température s'abaissa en deux jours de 41° à 37 ; et trois jours après la malade succombait, après une ascension nouvelle de la température à 40o. De nouvelles recherches sont nécessaires pour juger ce médicament, sur la valeur duquel nous ne pouvons nous prononcer.

Reste l'emploi des bains froids. Pour Gubler, la néphrite dothiénentérique est une contre-indication à leur emploi. Libermann considère leur effet comme certain malgré cette nouvelle complication. Dans les différentes observations où ce traitement a été employé, les malades n'ont paru nullement incommodés, et les lotions fraîches, faites avec une éponge passée rapidement sur le corps et les membres, paraissent soulager les malades, abaisser la température et rétablir le fonctionnement de la peau. Tous ces avantages peuvent être mis en balance avec le danger d'une congestion du rein. A l'avenir de décider de quel côté est l'avantage.

CHAPITRE VI.

OBSERVATIONS

OBSERVATION I (Personnelle).

Fièvre typhoïde. — Albuminurie au 6e jour.

La nommée Charbonneau (Louise), âgée de 21 ans, domestique, entre le 4 juin 1882 à l'hôpital de la Pitié, salle Cruveilhier, no 2.

Arrivée à Paris, il y a deux ans, cette jeune fille a toujours joui d'une bonne santé antérieure.

Réglée à 16 ans, très régulièrement ; forte et bien constituée, elle a été blessée, à 14 ans, d'un coup de fusil.

Depuis cinq jours, elle éprouve des maux de reins, de la céphalalgie, de la fièvre. Perte totale de l'appétit ; constipation, quelques vomissements bilieux colorés en vert. Pas d'épistaxis.

Le 5 juin, à la visite, nous constatons l'état suivant : la malade est étendue sur son lit, dans un état de stupeur et d'abattement profonds ; la face est pâle, grippée ; les yeux sont cernés, le regard vague, les narines sont sèches ; les lèvres et les dents enduites d'é-paisses fuliginosités ; la langue est sèche et rouge à la pointe et sur la partie médiane, blanchâtre sur les bords ; la peau est brû-lante.

Le ventre est un peu ballonné ; la palpation détermine du gargouil-lement dans la fosse iliaque droite et une douleur légère dans tout l'abdomen.

La constipation s'est maintenue ; pas de garde-robes depuis vingt-quatre heures. Les vomissements bilieux se reproduisent assez fré-quemment. Dans la région ombilicale, se montrent quatre ou cinq taches rosées lenticulaires.

En faisant asseoir la malade, elle accuse un sentiment de défail-lance et des vertiges très marqués. L'auscultation ne révèle rien dans le poumon ni au cœur.

Ce qui frappe, chez cette malade, c'est l'état d'abattement où elle reste plongée. La température est peu élevée : 38,6 le soir. Eau de Sedlitz ; lavements.

Le 6 juin. Les vomissements persistent, la stupeur est aussi mar-quée. Les urines sont transparentes, peu abondantes ; leur couleur rappelle celle du bouillon ; examinées par le réactif acéto-picrique, la chaleur et l'acide azotique, elles donnent un abondant précipité d'albumine rétractile. Le purgatif a déterminé plusieurs selles fa-ciles. Alimentation légère : bouillon, lait coupé.

Le 7 juin. La malade paraît sortir un peu de son abattement ; la langue est moins sèche, le ventre moins ballonné ; les taches rosées pâlissent ; le gargouillement persiste. Urines toujours fortement al-bumineuses.

Le 8 juin. Même état ; constipation opiniâtre malgré les purgatifs ; dès que la malade s'assied, les vertiges sont très marqués ; les lèvres sont sèches, fuligineuses ; les dents se couvrent d'un enduit épais, noirâtre. Les taches rosées ont disparu. Même stupeur ; à peine si la malade répond aux questions qu'on lui adresse ; elle reste dans le décubitus dorsal sans faire aucun mouvement. La contraction idio-musculaire s'obtient facilement par la percussion d'un faisceau du grand pectoral ou le pincement du biceps.

Urines moins abondantes, 500 gr., fortement albumineuses. Tem-pérature : M. 39°, S. 40,3. Pouls, 92. Trait. : eau de Sedlitz, lait, bouillons.

Le 9. Pas de changement notable. La constipation persiste ; les fesses sont rouges et tendent à s'escharifier.

Urines ; 800 gr. Beaucoup d'albumine rétractile se précipitant en gros flocons au fond du verre et du tube.

Traitement ; calomel 1 gr., lait. Température : M. 39,2, S. 39º.

Le 10. Plusieurs selles copieuses après l'administration du calomel. Stupeur profonde. Dans la journée, plusieurs vomissements bilieux. Température ; 39º le matin et le soir.

Le 11. Dans la journée, la malade a eu une quinzaine de selles. Prostration moindre, langue humide, ventre moins ballonné. Pouls petit : 120 pulsations. Traitement : extrait mou de quinquina, 4 gr. Rhum, 60 grammes.

Le 12. Selles abondantes, ocreuses. Lèvres très sèches. Rien à l'auscultation du cœur et du poumon. Urines fortement albumineuses. Température : M. 38,2, S. 39,5. Pouls : 112.

Le 14. Quelques râles sibilants dans la poitrine. Anurie complète. Température ; 37,8 le matin, 39º le soir. Pouls : 116.

Le 15. Température ; M. 39,3, S. 40,2. Pouls : 112. La quantité d'urine est très difficile à apprécier à cause des pertes qui se font au moment des garde-robes ; les urines sont épaisses, fortement colorées, et contiennent une grande quantité d'albumine gris brunâtre.

A l'examen microscopique, on trouve dans l'urine de nombreux cylindres, des cellules épithéliales et des globules rouges et blancs. Langue très sèche. Râles sibilants dans toute la poitrine. 15 ventouses sèches sur la région lombaire.

Le 16. Température : 39;2, la veille au soir, 38,8. P. 112. Langue sèche, fuligineuse. Diarrhée abondante. Prostration extrême. Affaiblissement très considérable. Urines rares : 200 gr., brunes, albumine rétractile. Traitement : lait.

Le 17. Température : S. 40,2, M. 40,3. Pouls : 112. Urines : mêmes caractères. Nouvelle éruption de trois ou quatre taches rosées lenticulaires sur l'abdomen. Albumine abondante, grisâtre, rétractile.

Le 20. Urines 500 gr. Pas de diarrhée. Malgré l'abondance persistante du précipité albumineux, une amélioration notable se produit. La malade est moins abattue ; elle-même dit se trouver beaucoup mieux.

Le 22. Urines : 1,200 grammes ; l'albumine diminue.

Le 23. Température : M. 39,8, S. 38,2. Urines : 900 gr., encore rouges et foncées.

Le 24. Température : M. 37º, S. 39,2. Urines : 800 gr., moins d'albumine. Langue sèche. Le lait est continué.

Le 25. Température : M. 37,5, S. 38,2. Urines rouges. Peu d'albumine.

Le 27. Urines : 1.000 gr.; moins rouges. Léger nuage d'albumine.

Le 29. Eruption furonculeuse légère sur diverses parties du corps. L'amélioration continue, mais l'amaigrissement atteint un degré effrayant ; la langue est moins sèche, la coloration violacée de la face disparaît, il n'y a plus de prostration.

Urine : un litre, coloration peu foncée. Très légère trace d'albumine. Température : M. 37°, S. 38,2,

1er juillet. La quantité des urines n'augmente pas, il n'y a plus d'albumine ; la température oscille autour de 37,5 ; l'appétit commence à se faire sentir ; la langue se nettoie et l'état général s'améliore notablement.

Le 3. La convalescence s'établit franchement ; les digestions se font bien ; la quantité d'urine est chaque jour d'un litre environ, avec un très léger nuage d'albumine.

Le 8. Nouvelle poussée de furoncles sur l'abdomen.

Le 21 La malade sort guérie, mais encore très pâle et fort amaigrie.

Quinze jours après sa sortie de l'hôpital, nous apprenons que la malade quitte Paris pour aller se rétablir à la campagne ; à ce moment, elle a les pieds et le bas des jambes œdématiés. Y a-t-il eu là une nouvelle poussée de néphrite sous l'influence d'un écart de régime ou d'un refroidissement ? Les renseignements nous manquent ; mais l'époque d'apparition de cet œdème, l'état des reins pendant la maladie permettent de faire cette supposition ; la néphrite serait passée à l'état chronique.

OBSERVATION II (Personnelle).

Fièvre typhoïde. — Néphrite. — Albumine le 10e jour.

La nommée Lemaire (Rosine), 18 ans, domestique, entre le 7 octobre 1882 à la salle Cruveilhier, 32.

Elle est arrivée à Paris depuis huit mois, ayant toujours joui d'une santé excellente.

Le 29 septembre, elle a été prise de céphalalgie, de diarrhée et de courbature générale.

Quelques nausées sans vomissements ; pas d'épistaxis, agitation nocturne, rêvasseries.

Le 10 octobre, céphalalgie très vive, surdité ; la palpation détermine du gargouillement et de la douleur dans la fosse iliaque droite, ainsi qu'au creux épigastrique et au nerf pneumogastrique gauche au niveau du cou.

La veille, au soir, la malade a eu quelques épistaxis.

Dans la journée, la malade est profondément abattue, sans énergie ; dès qu'elle s'assied, le vertige survient.

Les urines, d'un jaune franc, se troublent légèrement par la chaleur ; avec l'acide nitrique, on détermine un précipité d'albumine peu intense. Albumine peu rétractile. Disque d'acide urique.

Cet état persiste pendant les deux jours suivants. Taches rosées lenticulaires sur l'abdomen. L'albumine augmente dans l'urine ; pas d'œdème des jambes, ni de douleurs dans la région lombaire.

La prostration est très marquée dans la journée, les lèvres sont sèches; la langue et les dents se recouvrent d'un enduit fuligineux épais. Les yeux sont profondément excavés ; diarrhée peu abondante, peau sèche et chaude.

Lotions sur le tronc et les jambes faites avec une éponge, et répétées trois ou quatre fois par jour, dès que la peau redevient brûlante.

Les nuits sont mauvaises ; la malade parle constamment et veut se lever plusieurs fois.

Le 20. La malade n'a pas uriné depuis vingt heures; par la sonde, nous retirons un litre d'urine, qui donne un abondant précipité d'albumine.

Le 22. Nuit très agitée. La malade urine bien.

Le 23. L'abattement augmente dans la journée; la malade répond à peine, dit ne pas souffrir; la face est très amaigrie ; les yeux excavés et entourés d'un cercle noirâtre ; malgré de fréquents lavages, la langue est couverte d'un enduit noir, épais, fendillé. Selles diarrhéiques nombreuses. Nuit agitée. Urines très albumineuses (3 gr. par lilre).

Le 24. Même état général. Ventre un peu ballonné, à peine sensible. Quelques râles dans la poitrine. Selles moins nombreuses et moins copieuses. Urines : 600 gr.; même quantité d'albumine. Depuis la veille, apparaissent des pustules d'ecthyma: deux au front, une au bras gauche, une douzaine aux fesses ; les premières se recouvrent de croûtes ; les autres se creusent profondément en godets à bords taillés à pic. Au creux sus-sternal, s'en trouve une qui se creuse rapidement et en deux jours pourrait loger une noisette. Pansement au styrax et vin aromatique. Langue sèche, fendillée. Peau brûlante. Injection le soir d'une solution de 2 centig. de nitrate de pilocarpine.

Le 25. Agitation nocturne; le jour, moments de stupeur, puis cris plaintifs, agitation. Facies grippé, langue absolument rôtie, peau aride, brûlante. Les injections de nitrate de pilocarpine, continuées matin et soir (1 centigr. chaque fois), déterminent une sudation abondante ; la salivation est moins marquée, cependant pendant deux ou trois heures après chaque injection, la bouche est humide.

Le 26. Aggravation de l'état général. Stupeur. Délire nocturne. Eschare au sacrum. Selles moins abondantes, se suppriment complètement le 27 ; une nouvelle poussée d'ecthymâ se fait sur les deux épaules, phlyctènes noirâtres au nombre de 18 à 20.

La mort survient le 28, au matin.

Marche de la température :

Le 7 octobre. S. 40,5.
Le 8. M. 40,2; S. 40,6. Lotions.
Le 9. M. 40,0; S. 40,6. Lotions.
Le 10. M. 38,8; S. 39,7.
Le 11. M. 39,0; S. 40,0.
Le 12. M. 39,0; S. 39,4.
Le 13. M. 39,2; S. 40,0.
Le 14. M. 38,5; S. 40,0.
Le 15. M. 39,0; S. 40,0.
Le 16. M. 39,4; S. 40.2.
Le 17. M. 39,4; S. 40,2.
Le 18. M. 41,0; S. 40,0.
Le 19. M. 89,0; S. 39,0.
Le 20. M. 39,2; S. 40,4. Rétention d'urine depuis vingt heures.
Le 21. M. 40,2; S. 41,0.
Le 22. M. 38,2; S. 39,0.
Le 23. M. 37,0; S. 38,8. Ecthyma.
Le 24. M. 38,0;   Eschare au sacrum.
Le 25. M. 38,5; S. 38,0. Ecthyma.
Le 26. M. 38,6; S. 38,9. Mort.

Autopsie. Ulcérations nombreuses dans la dernière portion de l'intestin grêle. Sur tout le cæcum et le côlon ascendant, la muqueuse présente une quantité considérable d'ulcérations arrondies se touchant presque les unes les autres.

Reins. Volumineux, se décortiquant facilement, la substance médullaire est violacée, très fortement congestionnée. La substance corticale est pâle et dans une partie du rein droit présente une teinte jaunâtre ; consistance plus ferme.

OBSERVATION III (A. Robin).

Fièvre typhoïde. — Albuminurie précoce. (Résumée dans les études sur l-jaborandi. Journ. de thérapeutique, 1875.)

Brasseur (Ad.), 37 ans, charbonnier, entre à l'hôpital le 30 octobre 1874. Malade depuis dix jours environ. Il est encore dans la première période de la fièvre typhoïde. Etat de profonde stupeur. Répond à peine aux questions. Pas de diarrhée. Deux ou trois selles molles par jour. Pas de taches rosées. Rate un peu grosse. Congestion pulmonaire. Température : 39.2. Pouls : 98.

L'urine offre absolument les caractères d'une urine brightique, mousseuse, louche, épaisse, elle contient beaucoup d'albumine, de sang, de matières extractives incomplètement comburées. Elle est très peu abondante, 100 gr. par vingt-quatre heures.

1er novembre. Les réponses sont lentes, les perceptions obtuses. Depuis douze heures, le malade n'a pas rendu une goutte d'urine.

Le 2. L'état semi-comateux observé hier, persistant toujours, on craint l'apparition d'accidents urémiques, surtout en présence de ce fait que le malade n'a pas uriné depuis vingt-quatre heures.

Hier matin, après la visite, il a rendu 80 gr. d'urine albumineuse et très sanglante. On administre un julep gommeux de 125 gr. avec 1 gr. d'extrait aqueux de jaborandi ; cette potion est donnée à doses fractionnées, une cuillerée à bouche toutes les heures. La première cuillerée est prise à 9 h. du matin. Vers midi, moiteur des plus légères, à trois heures, la moiteur a un peu augmenté ; elle ne cesse qu'à sept heures du soir ; en même temps le malade ressent un bien-être tout particulier. Aucune trace de salivation.

Le 3. Depuis hier matin dix heures jusqu'à la même heure de ce jour, le malade a rendu 600 gr. d'urine, type brightique. Il se trouve beaucoup mieux, les réponses sont moins lentes et plus faciles. T. 39,6.

Le 4. Apparition de taches rosées lenticulaires. Un peu de diarrhée. Rate très grosse. Urine : 750 gr., moins albumineuse, moins sanglante, plus claire.

Le 20. Sort guéri ; rendant en moyenne 1,300 à 1,500 gr.d'urine par jour. Il reste encore dans l'urine des traces d'albumine, mais le sang a disparu depuis le 6.

OBSERVATION IV (Résumée).

Fièvre typhoïde. — Néphrite précoce (Amat). — Albuminurie dès le début.

Regnault, 23 ans, chaudronnier, entre à la Charité (salle Saint-Charles, service de M. Hardy). Habite Paris depuis deux mois. Bonne santé antérieure. Début le 29 janvier par un inexprimable malaise. A l'entrée à l'hôpital : aspect stupéfié ; langue sale, rouge à la pointe et sur les bords, tremblements fibrillaires. Lèvres et narines sèches, peau terreuse, diarrhée, ballonnement, gargouille-ment dans la fosse iliaque droite, mais sans douleur. Rate un peu allongée. Épistaxis. Tache rosée sur l'abdomen. Râles sibilants en arrière. Pouls, 100. Vive douleur déterminée par la pression au niveau de la région lombaire. Urine trouble comme du bouillon aigre. Précipité massif d'albumine par la chaleur, et les acides ni-trique et picrique.

2 février. Taches rosées sur l'abdomen. Agitation nocturne, insomnie.

Le 3. Délire, ventre plus ballonné. Diarrhée légère. Urines moins foncée ; beaucoup d'albumine. Au microscope : globules sauguins, cylindres granuleux. Ventouses scarifiées.

Le 4. Aspect cachectique, face très pâle. Douleur rénale plus in-tense à gauche.

Le 5. Urine : deux litres. Mêmes caractères. Stupeur plus mar-quée. Ballonnement plus considérable. Nombreuses taches rosées. Respiration gênée. Refus absolu des boissons. Julep ext. de quin-quina, 3 gr. Affusions froides.

Le 9. Amélioration de l'état général. Urines roses. Moins d'albu-mine. Affusions froides. Julep ; cognac, ext. de quinquina.

Le 10. Vomissements de matières striées de sang. Délire, somno-lence continuelle Agitation et cris inarticulés.

Le 11. Eruption vésiculeuse et papuleuse à la fois, avec un peu d'hémorrhagie interstitielle cutanée. Pustules blanches, saillantes, avec une aréole rosée.

Le 12. Extension de l'érythème au ventre et aux bras par trainées ; nodosités furonculeuses aux fesses. Pas de sang dans les urines.

Le 19. Furoncles sur l'abdomen ; les plus gros s'ulcèrent. Délire. Mictions involontaires.

Le 23. Délire violent ; cris plaintifs et vociférations. Furoncles nombreux surmontant des plaques d'érythème, entre lesquelles se montrent des taches de purpura. Crampes dans les membres.

Le 24. Délire, cris continuels ; amaigrissement extrême. Vomissements.

Le 25. Abattement extrême. Poussée nouvelle de furoncles.

Le 26. Mort.

Autopsie. Poumons engoués par l'œdème agonique. Deux plaques de Peyer ulcérées près du cæcum. Reins : congestion extrême des pyramides, qui tranchent par leur coloration violette sur la substance corticale.

Injection marquée des veines interlobulaires dans les pyramides de Ferrein (surtout sur le rein droit). Pyélite suraiguë ; la membraue du bassinet est épaissie, d'un blanc mat, couverte d'une injection veineuse intense. En pressant le sommet des pyramides de Malpighi, on en fait sortir une substance lactescente analogue à du pus ; il existe en outre de cette néphrite catarrhale des tubes droits de Bellini de la néphrite interstitielle avec points de ramollissement rouge.

Observation V (Puitg).

Fièvre typhoïde, escharres. — Néphrite. - · Albuminurie au 11ᵉ jour.

Balmondy (A.) 23 ans, entre le 17 novembre dans le service de M. Dupré. Début il y a huit jours. A son entrée, symptômes de la fièvre typhoïde : céphalée, tympanisme, rate hypertrophiée, douleur dans la fosse iliaque droite. Langue sèche. Épistaxis. Bronchite. Température : 39,6.

19 novembre. Taches rosées. Température : 39,6, 40,7.

Le 20. Température : 39,6, 39,8

Le 21. Le soir, oppression violente, signes de collapsus. Température : 39,2, 39,8

Le 22. Stupeur profonde. Apparition de l'albumine dans les urines. Température : 38,3, 40,1.

Didion.   5

Le 23. Somnolence, surdité. Parole difficile, l'albumine a augmenté. Température : 37,4, 38,2.

Le 26. Albumine en plus grande quantité. Température : 38,7, 40,2.

Le 28. Il existe sur le lobule du nez une petite ulcération brune avec auréole érythémateuse. Sept ou huit eschares sur la région lombaire, plus marquées à gauche qu'à droite. Albumine en quantité considérable dans les urines.

Le 30. Température : 40,7, 41,5. Mort.

Autopsie. — Plaques de Peyer ulcérées.

Reins. — Autour des pyramides congestionnées, substance corticale jaunâtre, de consistance assez grande. Foie gras, légèrement ramolli.

OBSERVATION VI (Résumée).

Fièvre typhoïde. — Albuminurie précose (A. Robin).

Ant...., 21 ans, cuisinière, entre le 9 août 1876 à l'hôpital de Lariboisière. Femme forte, n'a eu d'autre maladie qu'une « inflammation d'intestins » il y a cinq ans.

Le 4 août, elle a été prise de céphalalgie, de rachialgie, de vomissements. Sous l'influence d'un purgatif, la diarrhée s'établit et persiste quatre jours. A l'entrée, courbature générale ; céphalalgie intense, douleurs de reins, pas d'épistaxis. Langue blanche, humide. Anorexie, pas de nausées. Fièvre vive ; peau sèche et brûlante, pouls plein et fort, facies animé. En l'absence des autres signes, on suspend le diagnostic de fièvre typhoïde.

Le 10. Diarrhée abondante, météorisme, gargouillement, langue sèche, jaunâtre, rouge à la pointe. Stupeur. Surdité. Épistaxis utérines. Urines peu abondantes, troubles, très acides. Albumine en quantité considérable. Indican. Au microscope : cylindres, à des degrés divers d'altération, leucocytes, cellules des tubes de Bellini, de la vessie.

Le 11. Délire nocturne. Le matin, abattement et stupeur. Yeux injectés. Peau sèche, brûlante. Voix très faible. Cris inarticulés. Selles abondantes, involontaires.

Le 12. Peau moins chaude, mais très sèche. Délire violent. État général aggravé. Urine : mêmes caractères, coloration plus rose. Albumine très abondante. Dépôt très épais de cylindres et leucocytes.

Délire incessant; langue rouge, sèche. Diarrhée abondante, ventre douloureux au toucher. Quelques taches rosées, pâles au pourtour de l'ombilic. Rate hypertrophiée. Pouls petit, fréquent. Impulsion cardiaque énergique, sans bruits anormaux.

Urine : rare, visqueuse, sédimenteuse.

Augmentation si marquée de l'albumine que le liquide se prend en masse par la chaleur.

Indican moins abondant que les jours précédents,

Mort à six heures du soir (huitième jour de la maladie).

Autopsie. — Confirmation du diagnostic. Décomposition avancée des viscères. Reins gros, congestionnés, surtout dans leur portion pyramidale. Il existe des rougeurs diffuses sur les bassinets.

Observation VII (Alb. Robin, résumée).

Fièvre typhoïde. — Albuminurie précoce.

C... (Marie) 20 ans, chemisière. Entre à l'hôpital de Lariboisière le 20 septembre 1876. Constitution vigoureuse. Pas de maladie antérieure. Habite Paris depuis 4 ans.

12 septembre. S'est sentie mal à l'aise. S'alite le 18 septembre seulement. Céphalalgie, étourdissements, nausées, rachialgie, etc. Pas d'épistaxis.

Le 20. Stupeur et abattement assez prononcés. Céphalalgie, étourdissements, rêvasseries. Malaise profond. Nausées. Langue rouge sur les bords. Ballonnement léger du ventre; gargouillement. Pas de selle depuis 10 jours ; pas de taches rosées. Rate assez grosse et douloureuse. Peau brûlante et sèche. T. S, 40°.

Le 21. Abattement très prononcé. Pas de diarrhée. T. M. 40. 4. S. 40. 8. Urine jaune rougeâtre. Aspect de bouillon foncé. Albumine considérable. Peu d'indican,

Le 22. Adynamie profonde. Aggravation de tous les symptômes. Diarrhée et selles involontaires. Langue rouge, sèche, plaquée de noir. Quelques taches rosées. Ventre très ballonné. Congestion pulmonaire intense. Dyspnée. T. M. 39. S. 40. Urine : même aspect. Très acide. Albumine abondante. Indican notable.

Le 23. Etat encore aggravé. Diarrhée continue. T. M. 39,8 S. 40, 4. Urine : globules rouges. Cylindres.

Le 24. Délire toute la nuit. Le matin, la malade est dans un état, demi-comateux. Langue charbonneuse. Taches très rares. Congestion pulmonaire. Dyspnée très vive. Urines rares. Albumine en quantité très considérable. Indican énorme. Au microscope, beaucoup plus de cylindres.

Le 25. Face terreuse, plaquée de rouge. Respiration courte, difficile, anxieuse. Pouls d'une extrême fréquence. T. M. 40,6 S. 40, 6.

Urine rouge brunâtre très foncée. Albumine et indican en quantité considérable. Au microscope : beaucoup de globules rouges et blancs. Cylindres.

Le 26. Agonie. Face d'un jaune terreux, yeux hagards, ballonnement énorme du ventre. T. M. 39,8. S. 41. Urine rouge sang. Quantité énorme d'albumine. Mort à 7 heures du soir.

Autopsie (28 sept). *Intestins* : plaques de Peyer non ulcérées, larges, tuméfiées rouge vif.

Follicules clos ulcérés au sommet.

Estomac. Hémorrhagies punctiformes sous la muqueuse.

Rate. Très grosse, diffluente.

Poumons. Splénisation pulmonaire double. Deux noyaux indurés de pneumonie hypostatique aux deux bases.

Reins. Volumineux, très congestionnés. Substance médullaire violette. Substance corticale plus pâle, un peu grenue.

OBSERVATION VIII (Hardy, résumée).

Leçon faite à l'hôpital de la Charité. (Union médicale, 1877.

X..., 23 ans. Récemment arrivé à Paris. Epistaxis, céphalalgie, liarrhée, fièvre. Gargouillement dans la fosse iliaque droite. Eruption très abondante sur la poitrine de taches rosées lenticulaires.

Urines : sang et albumine, quelques tubes cylindriques. Amélioration passagère et brusquement apparition de phénomènes graves : délire, diarrhée extrèmement abondante. Eruption érythémateuse accompagnée de taches de purpura.

Le malade a succombé dans le marasme le 25e jour de la maladie.

Autopsie. Deux plaques de Peyer seulement ulcérées dans le cæcum. Rien dans l'intestin grêle.

Reins. Rouges, congestionnés.

Rein droit. Les bassinets et les tubes droits offraient une teinte rouge excessivement foncée. Par la pression, on fait sortir des tubes un liquide blanchâtre, d'aspect purulent. Le tissu interstitiel contenait 3 petits foyers purulents.

OBSERVATION IX (M. Hardy, résumée. Leçon faite à l'hôpital de la Charité Union médicale, 1877).

Fièvre typhoïde. — Albuminurie le 6ᵉ jour.

X..., tailleur, 24 ans. Bonne santé antérieure. Venu à Paris à 20 ans.

28 mars. Il a éprouvé un peu de céphalalgie, un malaise général, et de la fièvre.

Le lendemain, se refroidit en allant à la cave, ayant très chaud, et prend le lit.

Le 30. Epistaxis abondantes. Céphalalgie intense.

Le 31. Prend de l'huile de ricin, qui détermine des selles liquides, brunes, qui ont continué jusqu'à sa sortie, devenant plus jaunes à la fin de son séjour. Entré à l'hôpital le 4 avril, il présentait une bouffissure de la face assez marquée avec une grande prostration. Langue rouge sur les bords et à la pointe, couverte d'un enduit blanchâtre. Diarrhée, quelques coliques. Température : 39°. Pouls : 90°. Dans le flanc droit, on note une douleur spontanée, augmentant par la pression, paraissant avoir son siège dans l'uretère. Rien du côté de la tête, ni délire, ni coma.

Les urines avaient une coloration brune, et ressemblaient, par leurs caractères extérieurs, à du bouillon de bœuf un peu avancé ; elles renfermaient, par conséquent, une petite quantité de sang. Traitées par la chaleur et l'acide nitrique, elles décelaient en outre une quantité très grande d'albumine. Coloration bleue (indican) obtenue par l'acide chlorhydrique, la chaleur et quelques gouttes d'éther.

Le surlendemain, même aspect stupant de la physionomie, qui frappe au premier abord. La bouffissure a disparu ; la langue présente les mêmes caractères. Du côté de l'abdomen, la douleur a disparu sous l'influence de l'application de quatre sangsues. La diarrhée persiste toujours. 4 ou 5 selles brunes. Température : 30°. Pouls : 90°. Déjà on peut apercevoir sur la face antérieure de l'abdomen 4 ou 5 taches rosées lenticulaires, pâles, peu saillantes ; la corde bicipitale se produit facilement par le pincement du biceps. Pas de gargouillement dans la fosse iliaque droite. La rate présente une légère augmentation de volume.

Les jours suivants, les phénomènes augmentent d'intensité ; il existe une douzaine de taches rosées extrêmement nettes, disparaissant sous le doigt. La fièvre et la diarrhée persistent. Les urines sont brunâtres ; au microscope, on y trouve des globules rouges, quelques globules blancs, l'albumine est toujours abondante, et persistera longtemps encore, tandis que le sang disparaît vers le 12° jour de la maladie.

Deux jours après, gêne de la respiration, toux, expectoration de crachats spumeux, striés de sang. Râles sibilants dans toute la poitrine.

(Depuis que cette leçon a été faite, le malade est sorti de l'hôpital, complètement guéri, et, pour M. le professeur Hardy, on avait affaire à une fièvre typhoïde, se compliquant d'inflammation aiguë du parenchyme du rein.)

Observation X (Legroux et Hanot).

Fièvre typhoïde. — Albuminurie au 6° jour (résumé).

Hue, 25 ans, tonnelier. Entré le 2 octobre 1876. Constitution athlétique. Aurait déjà eu la fièvre typhoïde, en 1870, à Paris, où il est arrivé peu de temps avant le siège. Excès alcooliques. Malade seulement depuis le 28 septembre ; ce jour-là, épistaxis, diarrhée, fièvre vive ; il fut obligé de s'aliter.

Le 3 octobre. Sixième jour de la maladie. Dans la nuit de l'arrivée, délire, agitation extrême. Face congestionnée, langue saburrale, non sèche. Ventre peu ballonné, sans taches rosées. Pas d'albumine dans l'urine. Température : M. 40°, S. 40,4.

Le 4. Délire, agitation la nuit. Langue sèche, peu de ballonnement. Taches rosées. Urine contenant une notable quantité d'albumine. Température : M. 39,9, S. 40,6. Affusions froides. Délire toute la journée.

Le 5. Même état. Urine rare, albumineuse. Le soir, le malade est dans le décubitus dorsal, les yeux fermés, la respiration est stertoreuse. Râles sous-crépitants des deux côtés. Température : 40,2. T. rectale 41.

Le 6. Etat comateux. Respiration stertoreuse. Langue, lèvres fuligineuses. Quelques plaques noirâtres aux fesses. Température : 40,3.

Le soir, cyanose de la face, refroidissement des extrémités, peau recouverte d'une sueur visqueuse. Coma. Température : 40,3. Mort à 10 h. du soir.

Autopsie. — Poumons fortement congestionnés.

Foie. — 2,000 gr. Dégénérescence graisseuse avancée.

Rate. — 380 gr., très diffluente.

Intestin. — Nombreuses plaques végétantes en choux-fleurs, colorées par la bile, plus rapprochées au voisinage du cæcum.

Reins. — Volumineux : droit 270 gr., gauche 250 gr. Capsule peu adhérente, sinon en quelques points. Teinte rose pâle du tissu dans toute l'étendue. Substance corticale plus étendue en largeur, ne se distingue de la substance médullaire que par des lignes courbes noirâtres, délimitant la base des pyramides.

Examen microscopique. — Le plus grand nombre des tubes contournés sont complètement remplis de granulations graisseuses au milieu desquelles sont disséminées quelques gouttelettes graisseuses. Les cellules épithéliales des tubes droits sont plus granuleuses et présentent à la lumière directe une teinte plus sombre qu'à l'ordinaire.

OBSERVATION XI (Communiquée par mon collègue Bouley, interne de M. Rendu).

Fièvre typhoïde. — Néphrite. — Gangrène pulmonaire.

Duch... (Al.), 36 ans, cocher de fiacre. Habitant Paris depuis vingt ans ; santé habituellement bonne. Logement bien aéré; pas d'alcoolisme. Entre à l'hôpital Tenon le 2 janvier 1882.

Le début de sa maladie remonte à une quinzaine de jours environ. Il accuse les symptômes de début d'une fièvre typhoïde, quelques épistaxis, insomnie, pas de délire, stupeur légère et surtout une diarrhée très abondante ; les matières sont jaunes, fétides. Quelques bourdonnements d'oreilles ; réponses nettes. Ventre légèrement ballonné, taches rosées lenticulaires. Gargouillement dans la fosse iliaque droite. Langue sèche, brune au centre, rouge sur les bords. Pas de complications pulmonaires, ni cardiaques. Pouls lent. Température : 39,2. Rate grosse, 14 à 15 cent. de longueur. Urine légèrement albumineuse. Lavement phéniqué. Lait. Bain tiède.

Le 3 janvier. M. 39,0; S. 40,2.

Le 4 — M. 38,6; S. 39,8. Un verre d'eau de Sedlitz.

Le 5 — M. 38,8; S. 39,0. Lav. phéniqué.

Le 6 — M. 38,9; S. 39,8. Un verre d'eau de Sedlitz. Lav. phéniqué suivi d'une abondante transpiration.

Le 7. Température : M. 39,5, S. 40,6. Bain. Lav. phéniqué.

Sueurs moins abondantes.

Le 8. Température : M. 40°, S. 40°. Le malade a dormi et se trouve mieux ; la stupeur n'augmente pas ; quelques râles ronflants en arrière. Lotions vinaigrées.

Le 9. Température : M. 39°, S. 41°. Lotions ; lav. phéniqué, suivi de sueurs abondantes. Nuit bonne.

Le 10. Température : M. 37,5, S. 39,4. Nuit et journée bonnes. Lotions.

Le 11. Température : M. 38,8, S. 39,2. L'albumine persiste dans les urines, sans être très abondante. Lotions vinaigrées. Lait.

Le 12. Température : M. 39,3, S. 39. Faiblesse du murmure vésiculaire à la base du poumon gauche.

Le 13. Température : M. 38,8, S. 39,6. Le malade a expectoré beaucoup de crachats épais. Diminution des vibrations thoraciques à gauche. Quelques râles. Souffle d'hépatisation, moins caractérisé que celui de la pneumonie franche.

Le 14. Température : M. 39°, S. 40°. Pouls, 100. Respiration, 40. Café. Potion : eau-de-vie, kermès, 0,15.

Le 15. Température : M. 39,5, S. 39,8. Le souffle diminue notablement.

Le 16. Température : M. 39,2, S. 38,7. Râles de retour. On cesse la potion de kermès.

Le 17. Température : M. 37,8, S. 40. Pouls, 120. Lav. phéniqué suivi de sueurs.

Le 18. Température : M. 37,6, S. 38,5. Langue humide, recouverte d'un épais enduit blanc. Albumine légère.

A partir du 19 janvier, la température oscille entre 38 et 39 degrés, sans grandes oscillations ; les nuits sont bonnes, les crachats diminuent, la respiration s'entend mieux ; le malade est déjà fort amaigri.

Le 26. La diarrhée est plus abondante, l'albumine augmente légèrement.

La température était presque normale le matin, quand, le 29, on constate l'apparition d'un bruit de galop et un pouls petit, 110.

Teinture de digitale : 10 gouttes. Température : M. 37°, S. 38°.

Le 1er février. Température : M. 37°, S. 37,5.

Le 2. — — M. 36,8, S. 37°.

Le bruit de galop est très net, et ne paraît pas appartenir au péricarde. A la percussion, le cœur ne semble pas augmenté de volume, mais peut-être un peu abaissé. Pouls petit.

Le 3. Température : 37,0, 37,5. Badigeonnage iodé à la région précordiale.

Le 4 et jours suivants. Les symptômes cardiaques diminuent d'intensité. L'urine est trouble, fortement chargée de sels. Appétit modéré.

Le 10. Le bruit de galop s'entend fort bien; exagéré par le moindre mouvement, ou lorsque le malade suspend sa respiration. Pouls dicrote. Œdème des malléoles.

Le 12. Purpura aux jambes. Urine trouble avec albuminurie considérable. Pas de maux de tête ni de troubles de la vue.

Le 15. Peau des jambes très sèche (ichthyose).

Le 16. Le bruit de galop est très net. L'urine est trouble foncée et semble contenir du sang. Albumine abondante, grenue, grisâtre. Ventouses à la région lombaire. Régime lacté.

Le 17. Œdème des pieds assez marqué.

Le 20 au 25. Même état. La quantité des urines varie de 1,000 à 1,300 gr.

Le 25. 2,500 gr., peau très sèche.

Le 28. Urines, 2,000 gr. (Pointes de feu aux reins.) Œdème très accentué aux membres inférieurs, et au scrotum. Beaucoup d'albumine.

Le 2 mars. Urines, 2,400 gr., troubles, contiennent des cellules épithéliales et du mucus.

Le 3. Urines, 2,400 gr. Bains de vapeur.

Le 4. — 2,100 gr. —

Le 5. — 1,800 gr. — Urines rougeâtres, moins troubles. L'œdème augmente. Dans les quelques jours qui suivent, les urines diminuent de quantité, mais contiennent une plus forte proportion d'albumine. Le malade est très amaigri, le teint est terreux; l'œdème des jambes augmente et gagne les mains.

Du côté du poumon, on constate un œdème assez marqué en même temps qu'un hydrothorax remontant jusqu'à l'angle de l'omoplate.

Le 20. L'œdème est étendu à la face, les paupières s'infiltrent; au 1er avril, l'œil gauche est complètement fermé. L'expectoration d'abord muco-purulente, devient fétide vers la même époque. Teint plombé. Urines d'un jaune rougeâtre, 600 gr. à 800 gr. La gangrène pulmonaire fait de rapides progrès, l'état général s'aggrave, subdélirium. Mort le 7 avril.

Autopsie le 9 avril. — *Poumons.* — Gangrène superficielle de toute la moitié inférieure du poumon gauche. Coloration verdâtre. Perforation des espaces intercostaux.

Muscles ramollis, réduits en putrilage.

Ostéite nécrosique des côtes au niveau des 3, 4, 5ᵉ en avant.

Œdème ancien et brun du reste du poumon.

Péricarde et cœur. — Cœur : 420 gr. Cœur gauche hypertrophié. Cœur droit dilaté (teinte feuille morte).

Intestins. — Plaques de Peyer légèrement gonflées, présentant une coloration noirâtre très prononcée. Quelques-unes sont ulcérées, jusqu'à 1 mètre au-dessus du cæcum.

Reins. — Le gauche pèse 250 gr., le droit 195 gr. Lisses et blancs à la surface. La capsule se détache facilement.

A la coupe, on constate une augmentation d'épaisseur de la substance corticale et des colonnes de Bertin; elles sont colorées en blanc jaunâtre. Les pyramides de Malpighi sont fortement congestionnées et noires. Au microscope, on trouve les lésions d'une néphrite parenchymateuse avancée et d'une néphrite interstitielle.

Foie. — 1,480 gr., muscade et gras.

Les muscles de la paroi abdominale paraissent atteints de dégénérescence graisseuse et présentent une teinte jaune paille.

Observation XII (Résumée).

Fièvre typhoïde. — Albuminurie tardive. — Accidents urémiques. — Guérison. (Par Robert et Gaucher, internes des hôpitaux, in Revue de médecine, 1881, p. 409).

X..., 38 ans, valet de chambre, entre à l'hôpital Cochin, service de M. Bucquoy, le 5 décembre 1880. Depuis huit jours, était alité. Évolution d'une fièvre typhoïde de moyenne intensité. Température oscillant entre 39 et 40 degrés. Marche assez régulière. Pas de traces d'albumine dans les urines. Amendement notable vers le vingtième jour de la maladie; la température est tombée à la normale.

Le 22 décembre. Température : M. 37°, S. 38°. Le malade est sombre, indifférent, étendu sur le dos. Ventre rétracté, pas de vomissements, constipation, pas de céphalalgie. Dyspnée sans râles. Deux frissons dans l'après-midi. Température : 38°.

Le 23. Le matin, nouveau frisson qui n'est en réalité qu'une attaque convulsive avec secousses cloniques généralisées, plus marquées dans les membres que dans la face. Sa durée n'est que de trois minutes; à la fin écoulement par les commissures des lèvres d'un peu de salive sanglante. Le malade tombe ensuite dans un demi-coma, avec respiration stertoreuse fréquente.

Pupilles égales. Ventre rétracté. Céphalalgie. Langue très sèche. Réponses lentes et pénibles. T. ax., 37°.

Les urines examinées à la chaleur et à l'acide nitrique contiennent une quantité très considérable d'albumine qui se précipite en masse.

Donc on a bien affaire à des accidents urémiques. Nulle part de trace d'œdème. Peau sèche et flasque. Bain tiède et ventouses sèches sur la poitrine.

Le 24. Le malade est presque dans le coma. Le ventre est si rétracté que la paroi abdominale a l'air collée sur la colonne vertébrale. Langue sèche. Respiration plus calme. Pouls très fréquent, très faible, régulier. Incontinence absolue des matières et des urines. Température : 36,8 le matin, 38° le soir. Potion : 1 gr. de musc. Potion de Todd. Urine : 4 gr. 50 d'urée, 1 gr. d'albumine.

Le 25. Coma absolu, 37,5 le matin, 38,2 le soir. Le malade est considéré comme perdu. Deux injections d'éther. Le soir, coma moins profond, pouls moins dépressible.

Le 26. Amélioration. 38° matin et soir. Diminution du précipité albumineux. Potion de Todd et musc.

Le 27. Le coma se dissipe. 38,2 matin et soir. Le malade parle un peu et semble sortir d'un rêve ; il demande à manger.

Le 28. Température : matin ; 37°, soir, 38,4. L'amélioration continue ; l'albumine disparaît à partir du 10 janvier, la température vespérale tombe au-dessous de 38° ; l'eschare au sacrum se cicatrise ; le 25 janvier, le malade est atteint d'ane rechute de fièvre typhoïde qui évolue rapidement et vers le 7 février la convalescence est définitive.

Observation XIII (Rayer, résumée).

Fièvre typhoïde. — Néphrite.

Bayon (Jean), âgé de 18 ans, maçon, entre à la Charité le 17 octobre 1836. Bonne constitution. Depuis le 10 octobre, a été pris de courbature et de diarrhée. A l'entrée à l'hôpital, stupeur très manifeste, lenteur aes réponses, étourdissements, bourdonnements d'oreilles. Bronchite double légère. Langue sale, visqueuse. Peau sèche. 102 pulsations.

Brisement et faiblesse générale.

La maladie prit rapidement un caractère profond d'adynamie. La langue devint noire, les lèvres fuligineuses, les yeux caves, la face terreuse, le malade était déjà plongé dans une stupeur complète.

Bronchite et diarrhée persistantes. Un matin, frisson unique, très intense. Rétention des urines très colorées, acides. Les derniers jours, eschares au sacrum : mort le 6 novembre.

Autopsie. Estomac et intestin grêle, très injectés.

Plaques de Peyer gonflées, deux ou trois seulement ulcérées près de la valvuve iléo-cæcale. Nombreuses ulcérations arrondies sur les follicules isolés.

Sur le gros intestin, une trentaine d'ulcérations arrondies, comme taillées à l'emporte-pièce. Rate grosse, ferme, gorgée de sang.

Rien au foie, ni au cerveau.

Reins. Le droit est très injecté sur sa face posterieure ; à la surface on trouve cinq ou six points purulents arrondis, blanchâtres, entourés d'une auréole rougeâtre. Volume un peu au-dessus de la normale. Le rein gauche présente lui aussi une vive congestion à sa face antérieure et quatre points purulents à sa surface.

Vessie. Surface tachetée de nombreuses pétéchies.

OBSERVATION XIV (Puitg).

Savarieu, 25 ans, soldat (hôpital d'Avignon). Début le 3 octobre d'une fièvre typhoïde qui évolue normalement.

12 octobre (10e jour de la maladie), somnolence.

Le 13. Bouffissure de la face. La vue est troublée.

Les 14 et 15. Urines albumineuses ; somnolence, surdité, obscurcissement de la vue, parole presque inintelligible.

Le 16. Albumine, amblyopie, somnolence.

Selles involontaires.

Le 20. Diminution de la bouffissure.

Le 21. Plus d'albumine. Convalescence.

Sort guéri, 3 semaines après.

CONCLUSIONS.

1⁰ La fièvre typhoïde produit une détermination rénale qui joue dans l'évolution de la maladie un rôle important.

2⁰ L'albuminurie est presque constante chez les typhoïques ; ordinairement légère et passagère, elle indique par son abondance la production d'une néphrite.

3⁰ La néphrite est multiple : parenchymateuse et interstitielle ; le processus inflammatoire porte sur tous les éléments, tubes, glomérules, etc.

4⁰ L'étude des symptômes permet de distinguer une forme rénale caractérisée par des phénomènes marqués d'adynamie, de stupeur, la sécheresse de la langue, l'œdème des jambes et de la face, les douleurs lombaires, les accidents cutanés : pemphigus, ecthyma, furoncles, et un syndrome urologique : coloration sanguinolente, odeur de pain bouilli, sédiments formés de globules rouges et blancs, de cylindres et une albumine abondante, grisâtre, rétractile.

5⁰ Le diagnostic est facile par l'examen des urines et des symptômes mentionnés.

6⁰ La terminaison est souvent funeste, soit pas les progrès de l'adynamie, soit par les accidents urémiques qui éclatent ordinairement à une période avancée de la maladie, et peuvent produire la mort au premier accès.

7° L'étude des observations permet de diviser la forme rénale de la fièvre typhoïde en deux groupes :

I. Une forme précoce :

a) Forme rénale commune.

b) Forme rénale hémorrhagique de Robin.

II. Une forme tardive : forme urémique.

8° Le traitement consistera dans des applications révulsives sur la région lombaire (ventouses, sangsues, etc.) Les vésicatoires et les bains froids doivent être, sinon proscrits, au moins employés avec une réserve extrême.

Le régime lacté est formellement indiqué, pour soutenir les forces des malades, et favoriser la diurèse.

INDEX BIBLIOGRAPHIQUE

1832. Grégory. — Archives de médecine, juillet, p. 386.

1839. Christison. — On granular degeneration of the kidneys and its connection with Dropsy, Inflammation and other diseases. Edimburg and London.

1838. Martin-Solon. — De l'albuminurie ou hydropisie causée par la maladie des reins. Paris.

1840. Rayer. — Traité des maladies des reins. Paris.

1841. Becquerel. — Séméiotique des urines. Paris.

1847. Martin-Solon. — De l'urine dans la fièvre typhoïde. Arch. gén. de médecine, t. XV.

1848. Finger. — Recherches statistiques sur l'albuminurie qui n'est pas liée à la maladie des reins. Arch. gén. de médecine, t. XVII.

1854. Trotter. — Albuminous urine in continued fever. The Lancet.

1855. Gubler. — Leçons faites à l'hôpital Beaujon sur l'albuminurie.

1858. Johnson. — On albuminuria in typhus and typhoïd fever. Medical Times and Gazette.

1858. Leudet. — Recherches anatomiques et cliniques sur les hydro-
pisies consécutives à la fièvre typhoïde. Arch. gén. de médecine.

1859. Kerchensteiner. — Beobachtungen aus der Pfenffer's klinik
Zeitschrift fur nat. med.

Parkes. — On the valice of albuminuria. Medical Times and
Gazette.

1860. Jaccoud. — Des conditions pathogéniques de l'albuminurie. Thèse
de Paris.

1861, Trousseau. — Cliniques de l'Hôtel-Dieu. Paris.

1863. Abeille. — Traité des maladies à urines albumineuses et sucrées.
Paris.

Chalvet. — Du peu d'importance de l'examen des urines au
point de vue du diagnostic et du pronostic dans la fièvre typhoïde.

1864. Jaccoud. — Albuminurie, in Nouveau dict. de méd. et de chi-
rurgie, t. I.

Griesinger. — Traité des maladies infectieuses, trad. française,
annoté par Vallin, éd. 1877.

Chedevergne. — De la fièvre typhoïde et de ses manifestations
congestives, inflammatoires et hémorrhagiques. Th. Paris.

1865. Gubler. — Art. Albuminurie, in Dict. encycl. des sciences médicales. Paris.

1869. Ogle. — The Lancet.

1870. Neubauer et Vogel. — De l'urine et des sédiments urinaires.
Trad. franç.

1872. Papillon. — De la valeur de l'examen des urines dans les maladies aiguës. Th. Paris.

Murchison. — On the continued fever. London, nouv. édition
de Paris, 1878, trad. par Lutaud.

1875. Genuit. — De la mort subite dans la fièvre typhoïde. Th. Paris,
1875.

1876. Legroux et Hanot. — Observations d'albuminurie dans la fièvre
typhoïde. Archives gén. de médecine.

Menaut. — De la mort subite dans la fièvre typhoïde. Thèse
Paris.

1877. A. Robin. — La fièvre typhoïde. Essais d'urologie clinique. Th,
Paris.

Durand. — De l'albuminurie dans la fièvre typhoïde. Th.
Paris.

Millard. — Union médicale, p. 63.

1877. TAMBAREAU. — De la pathogénie de la mort subite dans la fièvre typhoïde. Th. Paris.

1878. AMAT. — De la fièvre typhoïde à forme rénale. Th. Paris.

1879. PUITG. — De l'albuminurie dans la fièvre typhoïde. Th. Montpellier.

BARBERET et CHOUET. — Gazette hebdomadaire.

1880. KANNEMBERG. — Ueber Nephritis bei amten Infections Krankeiten. Cliniq. Med. Zeitsch.

GREENHOW. — British Medical Journal, avril.

DE SANTI. — Éruptions anormales dans la fièvre typhoïde rénale. Tribune médicale.

1881. RENAUT. — Arch. de physiologie, janvier.

PETIT. — Des néphrites dothiénentériques. Th. Lyon.

HANOT. — Gazette hebdomadaire.

POTAIN. — Gazette hebdomadaire.

ROBERT et GAUCHER. — Albuminurie et accidents urémiques dans le cours d'une fièvre typhoïde. Revue de médecine, p. 409.

BOUCHARD. — Des néphrites infectieuses. Revue de médecine, p. 971.

KLEBS. — Microbes de la fièvre typhoïde. Revue de médecine, p. 1019

Paris. — A. PARENT, imp. de la Fac. de médec., rue M.-le-Prince, 31.
A. DAVY, successeur.